Bernhard Roggmann

Kurzanalyse ergotherapeutischer Behandlungsweisen

praxis ergotherapie

 verlag modernes lernen - Dortmund

praxis ergotherapie

Bernhard Roggmann

Kurzanalyse ergotherapeutischer Behandlungsweisen

verlag modernes lernen - Dortmund

„Laien mögen hier lernen, ihr Wissen Kundige auffrischen."

(C.J.J. Henault, 1744)

Ein herzlicher Dank an: meine Frau Maren für das Korrekturlesen und fachliche, inhaltliche Kritik; Ulf Klages für die Anfertigung der Fotografien; ferner an Anja, Billy, Nadika.

© **1990 by SolArgent Media AG, Basel**

Veröffentlicht in der Edition:
verlag modernes lernen · Schleefstraße 14 · D-44287 Dortmund

4. Aufl. 2000
Gesamtherstellung: Löer Druck GmbH, Dortmund
Fotonachweis: Klages / Roggmann

Bestell-Nr. 1017   ISBN 978-3-8080-0251-3

Inhalt

Vorwort des Verfassers

In der Entwicklung des Berufes Ergotherapie spielen, insbesondere seit der offiziellen Feststellung der Berufsinhalte durch die Ausbildungs- und Prüfungsordnung von 1977, handwerkliche und gestalterische Techniken eine zentrale Rolle[1]. Daneben sind von Bedeutung Bewegungserziehung, Spiel und musische Gestaltung und die Hilfen zur Bewältigung von Verrichtungen des täglichen Lebens des Kranken oder Behinderten.

Hinzu kommen Techniken, die sich erst in jüngerer Zeit entwickelt haben oder die entsprechend der ergotherapeutischen Zielsetzung in die Therapie einbezogen und adaptiert werden. Die Ausbildungs-und Prüfungsordnung faßt "fachspezifische Behandlungstechniken" unter einen Punkt zusammen, wobei es offen bleibt, welche Behandlungstechniken darunter fallen bzw. welche im Laufe der Jahre hinzukommen - so finden erst allmählich moderne Medien wie Computer oder Video Eingang in die therapeutische Methodik, und es ist denkbar, daß weitere Inhalte den Beruf in Zukunft bereichern.

Aber auch die herkömmlichen Techniken können einem veränderten therapeutischen Bewußtsein angepaßt werden. War es einst Bedürfnis, dem kranken Menschen "etwas Kreatives" anzubieten, etwa zur Ablenkung von der Krankheit, zur Auflockerung des Tagesablaufs, zur Steigerung des Selbstgefühls, zum Einbinden in eine Gruppe, so liegt heute doch mehr der Schwerpunkt auf einer gezielt funktionellen Therapie. Voraussetzung hierfür ist aber das Wissen um die Beeinflußbarkeit der körperlichen, geistigen oder emotionalen Einschränkungen. Dies hängt stark mit dem Stand der medizinischen Forschungen zusammen, doch auch mit den aus der Ergotherapie (oder anderen therapeutischen Berufen) gewonnenen Erfahrungswerten.

Zwar sind alte Zielsetzungen nicht vollkommen überholt und überflüssig geworden,, werden aber bewußter eingesetzt, ergänzt bzw. ersetzt, vor allem in Bereichen, in denen ein systematisches Vorgehen noch nicht möglich ist oder dort, wo mehr pädagogische oder soziale Ziele als medizinische Ansprüche verfolgt werden.

---

[1] Ausbildungs-und Prüfungsordnung für Beschäftigungs-und Arbeitstherapeuten vom 23. März 1977, Anlage 1, 11-12

Meine Absicht in diesem Buch ist, Aussagen zu treffen über die Wirkungsweisen der einzelnen Techniken beim Patienten und in Bezug auf die betreffenden Anforderungen. Diese Aussagen sollen weitestgehend allgemeingültig sein und dienen dazu, bei therapeutischen Entscheidungen möglichst viele Aspekte zu bedenken. Insofern muß vor Anwendung einer Technik jeweils die Gültigkeit der Aussagen im individuellen Fall überprüft werden. So kann eine Aussage wie "Das...ist schlecht für ..." unter Umständen durch eine (vielleicht geringfügige) Änderung/Adaptation ins Gegenteil verkehrt werden. Soweit es mir in diesem Rahmen möglich ist, will ich entsprechende Hinweise geben.

Der Aspekt Arbeitstherapie bleibt in diesem Buch unbehandelt. Dieses Thema ist zu spezifisch und umfangreich, um in befriedigender Weise in diesem Zusammenhang angesprochen werden zu können. In diesem Aufgabengebiet läßt sich jedoch auch die funktionelle Thematik anwenden. So soll nach Möglichkeit die Art der Arbeit und des Arbeitsplatzes so gewählt werden, daß die Probleme des Patienten in fördernder Art berücksichtigt werden.
Es darf als kontraindiziert angesehen werden (körperlich) einem haltungsgeschädigten Patienten einen kräftezehrenden Arbeitsplatz anzubieten, (geistig) einen Mongoloiden mit zu anspruchsvollen Aufgaben zu versehen oder (emotional) einen angstneurotischen Menschen in große Teams oder unüberschaubare Werkhallen einzugliedern.
Diese Aussagen sollen nur beispielhaft sein, arbeitstherapeutische Überlegungen müssen unter Berücksichtigung der therapeutischen Aufgabenstellung sehr differenziert an anderer Stelle behandelt werden.

Der Schwerpunkt dieses Buches soll sein, die "klassischen" und "integrierten" Techniken intensiver zu hinterfragen als dieses in Stichwortkatalogen (Indikationskatalogen) der Fall ist.

Beabsichtigt ist aber auch, eine Sichtweise dafür zu wecken, daß -z.B.- therapeutisches Weben grundsätzlich nichts mit beruflichem Weben (Handweberei,Industrie) zu tun hat, doch als handwerklicher Vorgang durch seine Inhalte viele therapeutische Ebenen enthält.Dies gilt für alle Techniken.
Ich glaube, dieser Punkt ist wesentlich für das Verständnis der Werktechniken. Hier wurde und wird von Außenstehenden immer wieder das therapeutische Vorgehen falsch eingeschätzt, teilweise begünstigt durch die Präsentation der Ergotherapie, die meist produktorientiert (Basare) ist.Begrüßenswert ist daher jede Aktivität, um die eigentlichen

therapeutischen Inhalte (und hier gilt besonders intensiv "Der Weg ist das Ziel") öffentlich transparenter zu machen.

Die Einteilung dieses Buches erfolgt in Themenbereiche, wie sie mir sinnvoll erscheinen.die Besprechung des "Buchkerns", der Werktechniken, geschieht alphabetisch unter Berücksichtigung therapeutisch relevanter Techniken. Es gibt eine Vielzahl weiterer Basteltätigkeiten, die in diesem Zusammenhang keine oder geringe Bedeutung haben oder ihrem Wesen nach einer hier genannten Technik zugeordnet werden können.

Wenn dieses Buch Wünsche offenläßt bei der Behandlung bestimmter Aspekte oder Themenbereiche, liegt es daran, daß es ein recht breites Feld - meines Wissens erstmalig - in dieser Weise bespricht. Anregungen sind erwünscht und werden berücksichtigt, wenn sie thematisch und vom Umfang in den Rahmen dieses Buches passen.

Zusätzliche Bemerkungen:

Ich verwende durchgängig den Begriff "der Therapeut" bzw. "der Patient". Für den Lesefluß ist das meines Erachtens angenehmer und trotz der maskulinen Form neutraler als andere Konstruktionen.

Ein Sachwortregister erschien mir bei der Art des Buches wenig sinnvoll und hilfreich.

1. Allgemeines zur Ergotherapie

1.1. Entwicklung

In Büchern, die sich (auch) mit der entwicklungsgeschichtlichen Seite der Ergotherapie befassen, wird deren Ursprung sehr frühzeitig gesucht (etwa um die Zeitenwende).
Die Darstellung solcher Auffassungen ist interessant, und mag berufspolitisch auch von Bedeutung sein, bleibt aber in vielen Interpretationen Spekulation. Dies ist nicht abwertend gemeint, und die Erforschung der Ursprünge dieses Berufs sollte nicht außer acht gelassen werden, es muß aber sicher nicht gleich alles, was in der Vergangenheit eine Verbindung von Krankheit und Tätigkeit hatte, der Entwicklung der Ergotherapie zugeschrieben werden.

In der neueren Zeit jedenfalls sind die Ursprünge dieses Berufs auf Hermann Simon (1867-1947) zurückzuführen. Zwar war auch hier das eigentliche Ziel der Arbeitseinteilung von psychisch Kranken in einer Anstalt nicht die Therapie, sondern die wirtschaftliche Nutzung im gewissen Rahmen. Auch in anderen Einrichtungen, tw. noch im 19.Jahrhundert und zu Beginn des 20. Jh. , war es notwendig, daß jeder Kranke Aufgaben des täglichen Lebens, bis zur Pflege von Mitpatienten, übernehmen mußte, da es Pflegepersonal fast nur in Form von aufsichtsführenden Personen oder für gezielte fachliche Aufgaben gab.
Freilich ist aus den dort gewonnenen Kenntnissen heraus die therapeutische Zielsetzung entstanden.

Es darf nicht übersehen werden, daß die Entwicklung der physikalischen Therapien eng mit der Entwicklung der Medizin verbunden ist. Insofern konnte sich erst mit dem Entstehen einer differenzierten Diagnostik im 19. Jahrhundert und dem Erfolg chirurgischer Maßnahmen zur gleichen Zeit (durch Sterilisation, Anästhesie, verbesserte Hygiene usw.) eine differenzierte Therapie herauskristallisieren.

Für die Ergotherapie entstand eine markante Veränderung erst in jüngster Zeit durch ihren Einsatz in der Chirurgie/Orthopädie, wo sie Aufgaben übernehmen konnte, die durch andere Therapien nicht gedeckt waren und in der Pädiatrie, wo die Ergotherapie in neuerer Zeit selbst anerkannte und erfolgreiche Methoden entwickelt hat, pathologische Entwicklungen frühzeitig zu erkennen und zu behandeln.

Auf den anderen Gebieten hat sich die Ergotherapie ebenso methodisch entwickelt, und immer mehr steht heute die Absicht im Vordergrund, eine Funktionsverbesserung möglichst gezielt zu erreichen und nicht nur ein "Ventil" für die Patienten zu sein im Sinne ablenkender oder kompensierender Wirkung.

Dies heißt aber nicht, daß auf alle Behandlungsweisen verzichtet werden kann, die nicht wissenschaftlich erklärbar sind, und in manchen Einsatzgebieten läßt das ergotherapeutische Vorgehen durchaus Rückschlüsse auf sehr ursprüngliche Methoden zu.

Parallel hat sich die Benennung unseres Berufes entwickelt, die heute auch der Tatsache Rechnung tragen muß, daß die "klassischen" therapeutischen Techniken durch neuere Medien ergänzt werden, und daß das Selbstverständnis der Angehörigen dieses ohnehin jungen Berufes sich seit der Entstehung nach 1947 und besonders seit der gesetzgeberischen Festlegung gewandelt hat.

Dies liegt an den veränderten Anforderungen einerseits, andererseits sicher auch an der Orientierung nach den älteren und anders entwickelten Berufsständen etwa in den USA und Großbritannien.

So haben wir zur Zeit noch die Situation, daß zwar die offizielle Berufsbezeichnung in der Bundesrepublik Deutschland "Beschäftigungs-und Arbeitstherapeut" ist, sich im allgemeinen Sprachgebrauch jedoch der Name "Ergotherapeut" auf breiter Basis eingebürgert hat.

1.2. Indikationsbereiche

Die im Abschnitt 2 folgende Besprechung der therapeutischen Einsatzmöglichkeiten geschieht nach 3 Bereichen, die von mir folgendermaßen bezeichnet werden: der körperliche , der geistige und der emotionale Bereich. Die Trennung ist willkürlich, aber erforderlich, um eine Übersichtlichkeit zu gewähren.

Zunächst eine Erläuterung zu diesen Bereichen:

Im *körperlichen Bereich* sind Krankheitsbilder angesprochen mit Erscheinungen, die sich etwa als Fehlhaltung, eingeschränkter Gebrauchsfähigkeit oder Ausfall einzelner bzw. mehrerer Funktionen äußern.

Die Ursachen liegen in Verschleißerscheinungen, entzündlichen Prozessen, Unfällen, Operationen, doch auch in neurologischen Störungen wie Nervenläsionen, Nervenentzündungen, Apoplex, Spastischer Lähmung. Auch die körperlichen Auswirkungen psychischer Herkunft sind hier zu berücksichtigen.

Der Patient leidet einerseits an den Symptomen selbst (vor allem wenn sie mit Schmerzen verbunden sind), aber auch unter deren Folgen. So sind die Möglichkeiten, bestimmte Tätigkeiten zu verrichten, vermindert bis hin zur Berufsunfähigkeit, oder der ursprüngliche Aktionsradius ist herabgesetzt, all dies in Abhängigkeit von der Schwere und der Dauer der Erkrankung sowie der Heilungschancen oder Progredienz.
Die resultierenden sozialen oder psychischen Probleme fallen im Rahmen dieser Besprechung unter den Punkt 3 (emotionaler Bereich).

Beispielhaft will ich an dieser Stelle einige aufgrund ihrer Häufigkeit markante Krankheiten dieses Gebietes anführen:
Degenerative Schäden des Haltungsapparates (Arthrosen, M. Bechterew, osteoporotische Kyphosen)
Entzündliche und entzündungsartige Erkrankungen (Gelenk-und Weichteilrheumatismus, Sudecksche Dystrophie)
Unfallfolgen (Rückenmarkverletzungen, Kontrakturen und Fehlstellungen an einzelnen Extremitäten)
Angeborene Schädigungen (Cerebralparesen, Spina bifida)
Erworbene neurologische Schädigungen (MCD,Apoplex, Multiple Sklerose).

Im *geistigen Bereich* stehen vorwiegend neurologische Ausfälle im Vordergrund. In Ergänzung oder auch in Abgrenzung zu körperlichen Ausfällen liegt der Schwerpunkt bei Veränderungen geistiger Qualitäten. Das kann eine veränderte Wahrnehmungsfähigkeit sein, das kann eine Störung nervöser Reizleitung sein (sowohl in den Rezeptoren als auch in der Reizleitung selbst).Häufig ist umgekehrt durch ZNS-Störungen die Umsetzung empfangener Reize behindert. Denkbar ist eine gegenseitige Überlagerung, hierbei denke ich an das Hyperkinetische Syndrom oder die minimale cerebrale Dysfunktion, wo eine Pathologie im eigentlichen Sinne nicht festzustellen ist, aber geistige Fähigkeiten (auch in Teilbereichen) blockiert werden.

Aufzuführen sind hier ebenfalls Begleiterscheinungen anderer Ausfälle, so die Sprechstörung, Apraxie etc. bei Apoplex, der Morbus Down, Unfallfolgen (Hirnläsion), Leistungsminderung durch Veränderung der hirnorganischen Struktur bei präsenilen und senilen Krankheiten.

12

Steht eine Beeinträchtigung nicht im unmittelbaren Zusammenhang mit einer Schädigung (Unfall,M.Down), machen sich zunächst Auffälligkeiten bemerkbar, die dann zur Klärung der Ätiologie Anlaß geben. Des öfteren ist dann eine multifaktorielle Auslösung anzunehmen. Besonders in diesem Falle ist die Grenze zwischen dem neurologischen und dem psychiatrischen Bereich fließend.

Ein Training der geistigen Einschränkungen ist angebracht, wenn es sich um funktionelle Schwächen handelt, nicht aber dort, wo die Grenzen der mentalen Fähigkeiten erreicht sind. Diese Einschätzung ist allerdings schwer zu treffen (vor allem bei Oligophrenie und Demenz). Hier müssen Erfahrungswerte im Einzelfall zeigen, welche intellektuelle Grundlage besteht, zumal sich in der Vergangenheit immer wieder gezeigt hat, daß auch bei als "schwachsinnig" eingestuften Kindern oder Alten manchmal interessante positive Veränderungen aufgrund bestimmter Förderung ergeben haben.
Allerdings müssen auch Grenzen akzeptiert werden können, etwa wenn bei einem Apoplexpatienten intellektuelle Fähigkeiten durch den Ausfall eines bestimmten Gebietes nicht mehr entfaltet werden können.

Im *emotionalen Bereich* sind zu nennen alle psychiatrischen Erkrankungen, so Depressionen, Schizophrenie, Psychosen, Halluzinationen, Korsakow-Syndrom und weitere.

Häufig ist eine Verknüpfung mit geistig-neurologischen Veränderungen zu beobachten. Doch kann auch eine Verbindung zu körperlicher Erkrankung bestehen, einerseits als Reaktion (z.B. die reaktive Depression bei oder nach einem physischen Leiden) oder umgekehrt als Auslöser für (z.B.psychosomatische) Erkrankungen.
Solche Verbindungen sind aber nicht immer vorhanden, wenn eine psychiatrische Krankheit im Vordergrund steht.

Für jeden Bereich ist zu prüfen, auf welche Art eine ergotherapeutische Technik wirkt und wie intensiv sie wirken kann. So kann eine Tätigkeit etwa hohe funktionelle Anforderungen stellen, geistige Fähigkeiten jedoch kaum fordern und emotionale Fähigkeiten eher minimal unterstützen.
Es obliegt dem Therapeuten in der praktischen Anwendung, diese Erkenntnisse für seine Absichten zu nutzen oder aufgrund der Erkenntnisse durch eine bestimmte Vorgehensweise aus den Inhalten der Technik andere Schwerpunkte hervorzukehren.

1.3. Grundsätzliches zur Therapie

Grundsätzlich ist Ergotherapie eine physikalische Therapie,doch läßt sich diese Aussage eindeutig nur im physischen Bereich machen. Darüber hinaus deckt sie Bereiche ab, die geistige und psychische Defizite betreffen,und dort steht eine körperlich- funktionelle Therapie eher im Hintergrund, wird ergänzt oder ersetzt durch sonderpädagogische, psychiatrische Methodik und Trainingsverfahren.
Die Ergotherapie hat dabei im allgemeinen einen möglichst praktischen Bezug zum Lebensumfeld des Patienten und arbeitet weitgehend (wie ich noch beschreiben werde) mit anderen Medien.
Sie ist kein Sammelsurium aus Krankengymnastik, Psychotherapie, Musiktherapie und anderem, kann aber, bei aller Eigenständigkeit, sehr ähnliche Elemente enthalten.

Im Vordergrund steht, im Falle körperlicher Funktionsverluste, eine Behebung dieser Krankheitsfolgen. Die Nähe zur Krankengymnastik ist hier nicht zu verkennen, jedoch sind beide nicht als konkurrierende Therapien zu verstehen, sondern sie sollen sich ergänzen.In manchen Punkten entspricht die Ergotherapie der Krankengymnastik, sie will dann aber über die Funktionalität hinaus wiedergewonnene Bewegungsmöglichkeiten in einen lebenspraktischen bzw. praxisnahen Gebrauch umsetzen. Es stehen Übungen im Vordergrund, die den Ansprüchen des Patienten angepaßt sind. Das heißt nicht, daß grundsätzlich auf umfassendes Training verzichtet wird. Es gibt aber wenig Sinn, etwa einem nahezu bettlägerigen Patienten des 8. Dezenniums die Außenrotation des Hüftgelenks abzuverlangen, solange wichtigere Bewegungen und eine Belastbarkeit nicht vorhanden sind. Hier stehen zur Erlangung der Gehfähigkeit andere Dinge im Vordergrund (trotzdem kann krankengymnastisch passiv die komplette Bewegung durchgeführt werden). Im allgemeinen werden ergotherapeutisch also Prioritäten gesetzt,immer dann, wenn solches sinnvoll erscheint.

Auf *geistiger Ebene* kann die Ergotherapie, wie erwähnt,bedingt als funktionell betrachtet werden, sofern die Ausfälle systematisch und methodisch angegangen werden.Eine solche Arbeitsweise wird allgemein als Hirnleistungstraining bezeichnet. So wird die Ausdauer gefördert, die Konzentrationsfähigkeit heraufgesetzt, die Wahrnehmungsfähigkeit gesteigert. Darauf aufbauend sind jene Teilbereiche zu fördern und zu trainieren, die auffällig sind, die z.B. bei Kindern jedoch oft erst im schulischen Bereich ernstgenommen werden; bei Erwachsenen stehen die Mängel im allgemeinen im Zusammenhang mit den akuten Erscheinungen.

Im *emotionalen Bereich* liegt der Einsatz der Ergotherapie in der Förderung gesunder Qualitäten, der Gesamtpersönlichkeit des Patienten. Dem Patienten wird Hilfestellung geboten, sein psychisches Leiden zu mindern, seine Orientierung wiederzufinden oder sie neu zu erarbeiten. Dies geschieht durch Hemmung der Auffälligkeiten einerseits und Ermutigung und Unterstützung des gewünschten Denkens und Handelns andererseits. Eine wesentliche Rolle spielt gerade hier die entsprechende Intuition des Therapeuten, um den Patienten führen zu können. Zwar steht ihm sein "therapeutisches Werkzeug" in Form von ergotherapeutischen Medien und Fragmenten aus Pädagogik, Psychologie, Psychoanalyse, Gesprächstherapie zur Verfügung (diese werden tatsächlich nur ergänzend und begleitend verwendet), doch läßt sich im allgemeinen keine Prognose für deren Erfolg im individuellen Falle stellen.

Egal in welchem Anwendungsbereich wir uns befinden:
Die Ergotherapie ist prinzipiell keine passive Therapie, sondern verlangt vom Patienten ein hohes Maß an Mitarbeit. Da sie nicht vorübergehend lindern soll, sondern (meist) grundlegende Veränderungen erzielen will, die dem Patienten eine dauerhafte Hilfe sind, wird dieser gefordert, sowohl zeitlich als auch körperlich, geistig, emotional.
Da ein solcher Aufwand den Patienten häufig nicht selbstverständlich erscheint und gewohnheitsmäßig eher die Tendenz zu Therapieformen besteht, die bequemer sind (Medikamente, Behandlungen passiv über sich ergehen lassen), ist es recht oft notwendig, erst ein Bewußtsein für die therapeutischen Ziele und damit eine Bereitschaft zur guten Mitarbeit zu wecken.

1.4. Therapiemittel

Die ursprünglichen ergotherapeutischen Mittel sind Werktechniken.
So entsteht während der Beobachtung ergotherapeutischer Arbeit, besonders der Gruppenarbeit, oft und leicht der Eindruck der "Bastelstunde", welcher kein besonderes Gewicht beigemessen werden muß.

Doch der Einsatz derartiger Techniken geschieht bewußt und differenziert.

Beinhaltet sind Bewegungsabläufe, die entsprechende Ziele unterstützen. Dabei können Adaptationen vorgenommen werden, die erwünschte Bewegungen ermöglichen oder verstärken, aber auch unerwünschte Bewegungen ausschließen.
Ein wesentlicher Faktor ist die Kontrollmöglichkeit. Es muß gewährleistet sein,daß eine Kontrolle seitens des Therapeuten über den Ablauf der Bewegung selbst,aber auch über die Dosierung der Kraft und schließlich über eine Entwicklung während der Anwendung (Entstehung von Entzündungszeichen, Ermüdung usw.) stattfindet. Erst dann kann er, entsprechend seinen therapeutischen Zielen, den Verlauf der Therapie steuern.

Über diese funktionelle Aufgabe hinaus besitzen die Werktechniken einen Aufforderungscharakter. Das bedeutet, daß nicht nur die damit erzielte Bewegung besser ausgeführt werden kann. Es wird vielmehr auch die durch häufige Wiederholung einer Bewegung (über 20-30 Minuten) entstehende Monotonie durch den Ablenkungsfaktor des Werkstücks erheblich reduziert. Beide Aspekte zusammen bewirken eine Steigerung der Motivation zur Mitarbeit beim Patienten.
Gleichzeitig wird auch eine gewisse Ablenkung von der Bewegung an sich erzielt, welche dann quasi automatisiert abläuft, das Bewußtsein ist auf andere Punkte gerichtet. So kann einer Verkrampfung entgegengewirkt und eine subjektive Schmerzlinderung erzielt werden. Die beiden letztgenannten Gesichtspunkte bewirken, daß der Patient Bewegungsabläufe mit größerer Fazilität ausführen kann.

Gleichzeitig kann über dieselbe Werktechnik die Konzentration gefördert werden, was eine Frage der therapeutischen Vorgehensweise ist. Steigerung des Selbstwertgefühls (Selbsteinschätzung) und der Ausdauer, Kreativitätstraining, Wahrnehmungsschulung, Bereicherung des emotionalen Persönlichkeitsanteils und manches mehr kann über das Medium Werken angestrebt werden.

Bei aller Vielseitigkeit und Inhaltsfülle, die die Werktechniken uns für die therapeutische Arbeit bieten, ist es zweckmäßig, darüber hinaus Methoden anzuwenden, die unserer rehabilitativen Zielsetzung entsprechen und sich ergotherapeutisch eingliedern lassen, und damit ebenfalls Therapiemittel werden.
Vom Prinzip her müssen sie dem Gesagten entsprechen und nicht eindeutig der Ergotherapie ausgeschlossen sein (so ärztliche Leistungen, Massagen, medizinische Bäder etc.)

Als weitere Therapiemittel in diesem Sinne gelten insbesondere jene, die ich unter den Abschnitten 3-5 beschreibe und die teils der Ergotherapie direkt zugeordnet werden, teils von ihr ebenso verwendet werden können wie von anderen therapeutischen Berufen.

1.5. Bemerkungen zu Aggression und Suizidalität

Zwei Dinge finden des öfteren Erwägung im Zusammenhang mit Indikation und Wahl der Technik, die ich hier gesondert ansprechen möchte: **die Aggressivität** und **die Suizidalität.**

Die Aggressivität betreffend wird oftmals eine Technik empfohlen, die das "Ausagieren" zuläßt. Dieses Vorgehen mag in dem einen oder anderen Fall Berechtigung haben, doch möchte ich grundsätzlich empfehlen, eher eine Technik zu wählen, die Aggressivität dämpft. Aggressivität ist ganz oder teilweise eine Folge von Unsicherheit, von fehlenden Geboten und Grenzen, von mangelnder Führung und Geborgenheit.

Als Therapeuten können wir diese sozialen Umstände nicht ersetzen, jedoch eine Technik (einschließlich Gespräch) anbieten, die jenen Mangel an Form ausgleicht, den der aggressive Patient innerlich (geistig, emotional) nicht besitzt. Eine Technik, die den Wunsch nach Gestaltung weckt, ohne ausufern zu müssen. Dabei gibt es Anforderungen, behutsam, planerisch und mit Erfolg etwas zu gestalten.

Ich kann nichts Positives darin erkennen, einen solchen Patienten an Arbeiten zu lassen, die energiezehrend sind. Nur manchmal sind diese Energien oder Kräfte wirklich "überschüssig", meist aber sind sie durch die Aggressivität nur fehlgeleitet und würden auch durch ein Ausagieren keinen sinnvollen Einsatz finden. Doch durch eine gezielte Lenkung, durch die der Patient in die Lage versetzt wird, seine positiven Anlagen (auf allen Ebenen) überhaupt zu erkennen, kann er diese Kräfte gesundend in seine Gesamtpersönlichkeit integrieren, beziehungsweise seine Persönlichkeit um neue Aspekte bereichern.

Das hat zu tun mit der Eigenwahrnehmung, aber auch mit der Anspruchshaltung des Umfeldes (in diesem Fall des therapeutischen Umfeldes). Der Patient soll erkennen, daß er nicht als aggressiv hingenommen wird, sondern daß der Therapeut die fruchtbaren Anteile dahinter erkennt und diese zu fördern bereit ist, bzw. daß er gewillt ist die destruktive Rolle durch eine konstruktive zu ersetzen.

Wenn nun der aggressive Teil von Anfang an nicht zugelassen oder überhaupt nicht erst erwartet wird, ist es für den Patienten und den Therapeuten leichter, an der neuen Rolle zu arbeiten, ohne mit dem destruktiven Anteil vorbelastet zu sein. Ich bin überzeugt, daß der Patient sich vor Beginn der Therapie genug "ausagiert" hat und daß er gerade darunter leidet.

Abgesehen davon muß man nach Gründen für die Aggressivität suchen, gerade wenn sie in Verbindung mit der stationären Unterbringung oder gar mit der Therapie steht.

Eine Provokation destruktiver Anteile kann am ehesten dort indiziert sein, wo sich durch die lebenslange Unterdrückung solcher Anteile ein ängstlicher, etwa neurotischer Charakter gebildet hat. Hier hat der Therapeut dann aber keinen offen aggressiven Patienten vor sich, sondern einen auffallend zurückhaltenden.

Auf die Suizidalität wird oft in Verbindung mit Werkzeugen hingewiesen und als mögliche Kontraindikation für gewisse Werktechniken gesehen. In offenen Einrichtungen halte ich diese Gefahr für relativ gering, da andere Möglichkeiten, als ein Suizid mit Stichwerkzeugen, bevorzugt werden.Erst wo diese nicht bestehen, auch z.B. in forensischer Arbeit, muß die Gefahr als groß angesehen werden. Für wahrscheinlicher halte ich es jedoch, daß der Patient mit Suizidabsichten sich ein geeignetes Werkzeug beiseite schafft und dann auf "seine" Gelegenheit wartet, zumal in der Therapiesituation die Chancen für einen Mißerfolg seiner Absichten groß sind.
Daher sollte man behutsam mit allen Dingen umgehen, die suizidgeeignet sind und besondere Aufmerksamkeit auf diesen Personenkreis haben, aber nicht überängstlich auf alle Techniken verzichten, bei denen spitzes oder scharfes Werkzeug verwendet wird.
Vor allem, wenn der Therapeut pauschalisiert ("...Dies Werkzeug, jene Technik generell nicht bei Depressiven" oder ähnlich), blockiert er ergotherapeutische Einsatzmöglichkeiten, die dem Patienten gerade bei der Überwindung seiner Probleme helfen könnten.

Es ist dies aber keine Aufforderung zu leichtfertigem und unreflektiertem Umgang mit diesem- außerordentlich schwierigen- Problemfeld, besonders wenn Warnhinweise seitens des Arztes bestehen. Mein Anliegen ist in diesem Fall, zu einer Hinterfragung solcher Angaben wie "Vorsicht bei Suizidgefahr" anzuregen.

In beiden Fällen, bei Aggression und bei Suizidgefährdung, gibt es allerdings Kurzschlußreaktionen, die sich jeder Vorplanung und auch jeder vorherigen Erkennung entziehen und daher schon eine gewisse Gefahr bergen können.

Hieraus darf aber keine irrationale Überbewertung seitens des Therapeuten erfolgen.Selbstverständlich sollen diese Punkte Bestandteil der Überlegungen sein, welche Technik einzusetzen ist. Sie sollen nur nicht den vielen, vor allem den positiven, anderen Punkten übergeordnet werden.

2. Die ergotherapeutischen Werktechniken

2.1. Erläuterungen zur Besprechung

Alle Techniken, die im folgenden angesprochen sind, werden auf bestimmte Wirkungsweisen hin untersucht. Es ist nicht Absicht dieses Buches, detaillierte Arbeitsanweisungen zu geben.
Wohl aber soll die Entscheidungsfähigkeit der Therapeuten unterstützt werden, eine Technik erstmalig anzubieten oder sie unter veränderten Bedingungen einzusetzen.

Die Kenntnis der Techniken und das handwerkliche Geschick können als gegeben vorausgesetzt werden, da fast alle Werktechniken Bestandteil der ergotherapeutischen Ausbildung sind. Sofern eine Technik nicht erlernt wurde, können präzise Arbeitsanweisungen aus der entsprechenden Fachliteratur bezogen werden.

Ich bespreche jede Technik nach dem gleichen Raster. Dieses beinhaltet die Funktionalität auf körperlichem, geistigen und psychischem Gebiet entsprechend den Indikationsfeldern (1.2.), außerdem sollen Anmerkungen über Kontraindikationen und über organisatorische Fragen gemacht werden.
Es muß klar sein, daß sich die 3 Bereiche, die sich auf den Patienten unmittelbar beziehen, kaum voneinander trennen lassen. Meine Absicht ist jedoch, zu jeder Technik und für jeden funktionellen Bereich soviele Gedanken aufzuführen, daß Entscheidungen erleichtert werden, aber auch das Augenmerk auf "begleitende" Erscheinungen gerichtet wird.
Wenn eine Werkarbeit unter körperlich - funktionellen Ansprüchen eingesetzt wird, ist es notwendig, deren positive oder negative Auswirkungen auf anderer Ebene zu berücksichtigen und ggfs. zu nutzen, bzw.sie weitestgehend zu neutralisieren.

Kontraindikationen können gegeben sein, wenn der Einsatz einer Technik im gegebenen Bereich (z.B. dem körperlichen) entweder keine Aussicht auf Erfolg hat, oder eher schädigend ist, oder Sperren anderer Bereiche den Einsatz verbieten.
Kontraindikationen sind aber selten starr, oft ist ein Spielraum gegeben. Doch muß jeweils, bevor ich trotzdem eine Technik anbiete, geprüft werden, ob und warum ich großen Wert gerade auf diese Technik lege und ob nicht andere Angebote den Therapiezielen angemessener sind.

Von unmittelbarer Bedeutung für die Wahl bestimmter therapeutischer Mittel ist selbstverständlich das Behandlungsziel. Dementsprechend kann unter verschiedenen Gesichtspunkten eine Vorauswahl getroffen werden. Diese betrifft nicht nur die Werktechniken, sondern ebenso die Verwendung anderer Medien. Eine Gegenüberstellung der Ansprüche, sozusagen eine Checkliste, grenzt dann die möglichen Mittel bereits ein. Solche Überlegungen können so aussehen:

Soll mein Medium
an körperliche Gegebenheiten, an geistige Voraussetzungen, an emotionale Fähigkeiten hohe Anforderungen, oder niedrige Anforderungen stellen.

Soll es
eingrenzen / entfalten, Aufmerksamkeit fördern /ablenken, wenige Arbeitsschritte/viele Arbeitsschritte enthalten, kurze Zeiträume/lange Zeiträume ausfüllen (betrifft sowohl die einzelne Einheit als auch die Gesamtdauer der Behandlung)

Ist
ein Ergebnis (Produkt) angestrebt / unwesentlich, Vorbereitungsaufwand des Therapeuten möglich / kaum möglich (bzw. vertretbar).

Das von mir für die Besprechung verwendete Raster hat folgende Aufteilung:

Über die Werktechnik
Hier wird ein allgemeiner Eindruck der Technik vermittelt, Hinweise werden gegeben zu deren Inhalten und Ansprüchen, auch in Bezug auf die Funktionalität.

Körperliche Förderung
Die Auswirkung von Handlungsabläufen auf körperliche Gegebenheiten ist der Mittelpunkt. Berücksichtigt werden Feinmotorik, Grobmotorik, Haltung, Gelenkigkeit, Kraftaufwand, unabhängig davon, ob die Ausfälle motorisch, neurologisch oder psychisch bedingt sind

Geistige Förderung
Zu besprechen sind sowohl die Anforderungen als auch die Trainingsmöglichkeiten für das Gehirn. Zu beachten ist, daß objektive

Wirkungsweisen durch den subjektiven Status (Wissen) beeinflußt sind.

Emotionale Förderung

In Bezug auf die Förderung emotionaler Fähigkeiten ist zu untersuchen, welche nennenswerten Inhalte konkret in einer Technik enthalten sind, bzw. in welcher Weise sie gegenüber anderen Techniken besondere Vorzüge oder Nachteile bietet. Sehr allgemeine Inhalte, die jede Technik beinhaltet (Anforderung an Kreativität) sind hier wenig von Bedeutung.

Kontraindikationen

Da eine Technik nicht grundsätzlich und umfassend für einen Bereich kontraindiziert ist, wird beabsichtigt, die Aufmerksamkeit auf mögliche Hindernisse und Gefahren einer Technik zu lenken. Dies kann sich beziehen auf einzelne Patientengruppen, auf das Alter, auf generelle Momente (Gase, scharfes Werkzeug, Allergene usw.) einer Anwendung.

Organisatorischer Aufwand

Es wird nicht en detaille der Ablauf einer Technik beschrieben, sondern im wesentlichen untersucht, welchen zeitlichen und räumlichen Aufwand sie verlangt, ob dieser durch den Therapeuten aufzubringen ist und ob sie daher in gewissen Bereichen problemlos oder schwierig anzuwenden ist.

Anpassungen

Unter diesem Punkt sind Anregungen zu finden, einen Ablauf zu verändern. Ich beschränke mich auf Grundzüge, sozusagen auf übergeordnete Hinweise. Wenn ich etwa eine Griffverdickung anspreche, ist es nicht möglich, alle Formen und Materialien sowie deren Bezugsquellen oder Anfertigungsweise aufzuführen.

Ich spreche nur Anpassungen an, die den Charakter der Technik erhalten und dahin führen, die Technik unter bestimmten Voraussetzungen durchführen zu können. Ggfs. handelt es sich hier um vorübergehende Anpassungen, die bei Besserung verändert oder weggelassen werden können.

"Anpassungen", die das Vorgehen völlig verändern (kleben statt nähen, stanzen statt schneiden), bleiben unberücksichtigt.

2.2. Applikationen

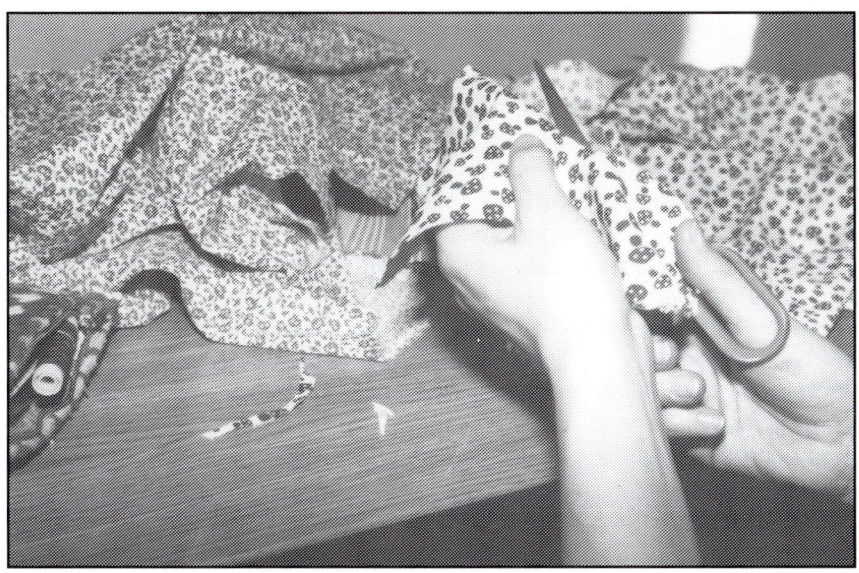

Über die Werktechnik

Das Anfertigen von Applikationen ist eine Technik, die einen bildnerischen Anspruch stellt, zudem aber einen Gebrauchswert haben kann (Kleidungsstücke, Decken, Kissen).
Gängig ist das Applizieren von Stoffresten, doch sind auch Arbeiten mit Leder möglich.

Die Applikation kann sich beschränken auf das Anbringen konkreter oder abstrakter Formen auf eine Stoffunterlage, optisch interessanter wird es beim gleichzeitigen Arbeiten mit unterschiedlichen Techniken (z.B. auch mit dem Unterlegen eines Ausschnittes des Grundstoffs; mit der Patchworktechnik: z.B. das Zusammenbringen einzelner kleiner Stoffstücke; sowie dem halbplastischen Ausfüllen der aufgebrachten Figuren mit Watte o.ä.).

Durch Variationen der Sticharten , Anbringen von Perlen und anderem und durch die virtuose Wahl der Stoffe oder Stoffreste wird das Applizieren sehr reizvoll und steigert seine Ansprüche von relativ einfach bis sehr aufwendig.

Körperliche Förderung:

An die Grob- und Feinmotorik werden Ansprüche gestellt bereits bei der Anfertigung von Schablonen, sofern diese als notwendig angesehen werden.
Sonst aber bestimmen das Zuschneiden, das Abstecken der Stoffe sowie die eigentliche Näharbeit die Anforderungen.
Es sollte jedoch beachtet werden, daß ein hoher Anteil an Haltearbeit erforderlich ist, und zwar in beiden Händen. Der Stoff muß nicht nur gehalten, sondern auch ständig in der Lage korrigiert werden, das Halten der Nadel fördert Bewegung im Handgelenk (allerdings nur bedingt, wenn aus dem Ellbogen heraus gearbeitet wird), während alle anderen Gelenke der Hand in einer Stellung gehalten werden.

Aufmerksamkeit sollte auch auf die Schulter-Region gerichtet werden. Das Halten wird oft durch Anspannung der Nackenmuskulatur unterstützt. Während eine therapeutische Einwirkung auf Hände und Handgelenk gut möglich ist, auf das Ellbogengelenk hingegen weniger gut, ist die Beübung der Schultern durch das Applizieren kaum angezeigt. Andererseits müssen kritische Auswirkungen auf den gesamten Körper beachtet und vermieden werden. Diese sind nicht nur Verspannungen im Nackenbereich. Durch eine konzentrierte Haltung können unerwünschte Auswirkungen die gesamte Haltung verändern (Kyphosierung, Verengung des Brustraums , Schiefhaltung der Hüfte, verkrampfte Beinstellung). Diese ungewollten Veränderungen betreffen das Handnähen mehr als das Maschinennähen.

Für ein Sensibilitätstraining vorwiegend der Fingerkuppen bei Hyper-oder Hyposensibilität kann der Umgang mit dem Stoff, Einfädeln des Fadens und das Nähen selbst geeignet sein.

Geistige Förderung

Die Technik an sich stellt keine hohen geistigen Forderungen. Die wenigen Arbeitsschritte sind recht leicht erlernbar, sofern nicht Apraxien, evtll. auch dementer Herkunft, vorliegen.
Dann allerdings können mit Hilfe dieser Technik Übungen stattfinden, die ihren Reiz in der geringen Komplexität und der ständigen Wiederholung haben (schneiden, nähen), zudem kann der erreichten Ausdauer und Belastungsfähigkeit entsprochen werden. Es lassen sich ohne Zwänge durch das Material Pausen einlegen bzw. die Arbeit kann jederzeit beendet werden.
Auf dieser Ebene kann auch ein Training der Konzentration stattfinden.

Ein Beüben der Merkfähigkeit, des zielgerichteten Planens, der Handlungsfähigkeit ist möglich. Voraussetzung hierfür ist, daß dem Patienten in abstrakter Form der Blick auf den Gesamtablauf möglich oder wenigstens teilweise möglich ist (Vorstellung des Ergebnisses, Übersicht über notwendige Arbeitsschritte). Hier wirkt sich günstig aus, daß der Ablauf sich auf 3 Abschnitte beschränkt (Entwurf, Vorbereitung und Fertigstellung), die selbst nicht sehr umfangreich sind. Bei entsprechenden Schwierigkeiten kann der Therapeut eingrenzen und etwa mit dem Zusammennähen einfacher, bereits vorbereiteter Stoffabschnitte beginnen und den Patienten erst bei Sicherheit auf dieser Ebene mehr und mehr selbst handelnd mit einbeziehen.

Die Wahrnehmung auf taktiler und visueller Ebene kann anhand des Materials geschult werden, ebenfalls mit aufbauender Vorgehensweise, das heißt durch zunächst 2 recht unterschiedliche Stoffe mit überschaubarem Muster, durch nicht zu feines Nähmaterial. Jedoch soll darauf geachtet werden, daß die Stoffe nicht schwer zu vernähen sind. Erst bei hoher Stabilität des Patienten können gezielt diffizilere Anforderungen eingebracht werden, etwa um die mentale Steuerung der Kraftdosierung zu üben oder dem Patienten Unterschiede deutlich zu machen, das Erkennen von Grenzen zu ermöglichen. Hier ist dann stärker auch die Tiefensensibilität mit angesprochen.

Emotionale Förderung

Das Applizieren ist eine ruhige Technik und sehr ansprechend durch den Umgang mit angenehmem Material, das spontan einen gestalterischen Ansporn gibt.
Dabei kann es sehr kreativ eingesetzt werden, abhängig davon, wie groß die Vorgaben des Therapeuten sind; andererseits aber auch bewußt eingrenzen und Sicherheit vermitteln. So wird man bei Patienten, die zur "Uferlosigkeit" neigen, sehr stark durch Vorauswahl und Zielvorgaben sowie eine deutliche Kontrolle und Beeinflussung des Ablaufs abstecken und dadurch zielloses Tun eindämmen.

Bei stark introvertierten Patienten ist es Aufgabe, deren Rückzugstendenzen zu mindern. Das Nähen an sich fördert diese eher, es müssen Möglichkeiten gefunden werden, solche in der Technik selbst enthaltenen Effekte aufzuheben. Vor allem das starke Einbeziehen des Patienten in die Planung mit starker Kommunikation ist dann dienlich. Der verbale Kontakt kann gezielt in Einzeltherapie stattfinden (Gesprächslenkung durch den Therapeuten), aber auch Gruppentherapie ist möglich.

Ängstliche oder psychotische Patienten können über diese Technik ein Maß an Sicherheit bekommen, das eine Basis für die bewußte oder unbewußte Bearbeitung ihrer Probleme bietet. Wenn die Lernfähigkeit nicht eingeschränkt ist, dürfte die Gewöhnung an die Technik recht schnell geschehen. Der Patient hat die Möglichkeit, auf der Basis der Tätigkeit aus sich herauszugehen, sich aber jederzeit in das Nähen zu versenken, wenn er den Rückzug braucht.
Entsprechend hat der Therapeut hat die Möglichkeit, über Bemerkungen und Fragen zur Applikation die Bereitschaft zur Wiederaufnahme der Kommmunikation festzustellen bzw. zu provozieren. Zudem kann der psychische Status durch Beobachtung folgender und weiterer Punkte gut erstellt werden: arbeitet der Patient ruhig, gezieltes Ausschneiden, gleichmäßige Stiche, Art der Farbwahl, Ausdauer.

Kontraindikationen

Bei verschiedentlichen nervösen Störungen, die mit Tremor verbunden sind, ist diese Technik nicht geeignet.
Dies gilt im allgemeinen auch für motorisch extrem unruhige Menschen.
Extreme Haltungsstörungen verhindern ebenso die therapeutische An-

wendung, wie entzündliche Erscheinungen im Bereich der Hand (Rheuma, M.Sudeck).
Sehstörungen schränken die Anwendbarkeit entsprechend ihres Schweregrades ein.

Organisatorischer Aufwand

Das Applizieren kann mit Minimaleinsatz an Vorbereitung durchgeführt werden. Stoffreste, Scheren, Nähwerkzeug sind als ergotherapeutischer Standard in entsprechenden Einrichtungen ohnehin vorhanden.
Bei einem "mobilen" Einsatz (in Institutionen auf der Station oder bei Hausbesuchen oder als Angebot einer funktionellen Gruppe) ist alles notwendige Material und Werkzeug gut transportabel.
Abgesehen von Stofffusseln und Fadenresten ist die Technik sauber, so daß keine großen Vorkehrungen getroffen werden müssen.
Eine Ausbaufähigkeit besteht etwa entsprechend der gewählten Größe. So kann ein Wandteppich geplant werden, dessen Gestaltung genauer durchdacht wird, für den dann vermutlich auch gezielt Stoffreste gesucht oder gekauft werden. Die Auswahl der Garne ist dann ebenfalls vielfältiger.
Solche Aufgaben wird man vermutlich nur mit Patienten durchführen, die an Planung und Vorbereitung weitestgehend beteiligt werden können, so daß Entwürfe und Besorgungen Bestandteil der Therapieeinheit sind. In jenem Falle ist der Therapeut nicht zwangsläufig stärker gefordert als bei spontanen Applikationen.

Anpassungen

Für bettlägerige Patienten, bei denen die besprochenen Kontraindikationen nicht zu beachten sind, ist diese Technik gut und leicht einsetzbar.
Die Wahl der Formen beeinflußt den Schweregrad. Relativ große Grundformen (Kreis, Rechteck, Dreieck) sind einfach zu schneiden und auf die Unterlage aufzubringen.
Feinere Formen, aber auch dünne, glatte oder sehr feste Stoffe erhöhen den Anspruch.
Das Anheften der aufzunähenden Teile mit Stecknadeln und das Einfädeln sind unter Umständen problematisch, hier muß der Therapeut helfend eingreifen, wenn gröbere Nadeln und die Fädelhilfe nichts nützen.
Bei Gruppenarbeiten ist die Arbeitsteilung (Aufzeichnen-Ausschneiden-Annähen) auch als eine Art der Anpassung zu werten.

Vor allem bei Anwendung im geistig - emotionalen Bereich sollte gesteigerter Wert auf Übersichtlichkeit gelegt werden (reizarme Umgebung, wenige Stoffe, geordnetes Werkzeug).

Bemerkungen zur Technik Applikation:
Der Einsatzbereich ist schwerpunktmäßig funktionell und betrifft stark die Feinmotorik.
Geistige und emotionale Förderung ist möglich, mit mittlerer Eignung.
Die Anforderungen sind mittelschwer bis schwer, je nach Aufgabenstellung.
Der Aufwand ist recht niedrig.
Gruppen-geeignet : nur bedingt

2.3. Batik

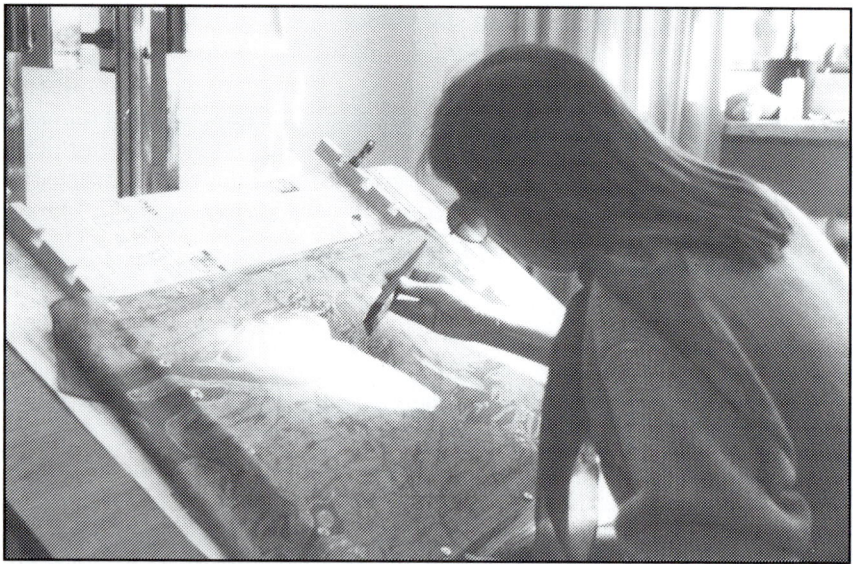

Über die Werktechnik

Ein wesentlicher Inhalt des Batikens auf Stoff ist die kreative Entfaltung. Die Arbeitsschritte sind komplex. Es ist keine Technik, die sich "eben mal so" anbieten läßt, das Arbeiten selbst ist unter Zeitmangel nicht machbar.

Eine einfarbige Batik ist zwar machbar (bzw mit der Grundfarbe des Stoffes, meist weiß, zusammen zweifarbig), damit wäre die Zahl der Arbeitsschritte eingegrenzt, doch der künstlerische Sinn ist eigentlich erst dann erfüllt, wenn mehrere Farbschichten kombiniert, und zwar weitestgehend gezielt zusammengestellt werden (abgesehen von der Knitterbatik).

Die Vorgehensweise des Einfärbens geschieht von hell nach dunkel. Hier muß auch berücksichtigt werden, in welcher Weise eine Farbe mit der jeweils vorhergehenden Farbe reagiert.

Wichtigste Arbeitsinhalte:
Ich will die einzelnen Arbeitsschritte noch einmal vergegenwärtigen:
*Entwurf * Aufspannen des Stoffes * Wachsen der Konturen/Flächen * Farbbad * Auswaschen * Bügeln * Trocknen * erneutes Wachsen und Färben.*
Dieses sind die Arbeitsschritte , die dem Patienten abverlangt werden müssen. Im Sonderfall nur kann ein einzelner Arbeitsschritt separat vom Patienten gemacht werden. Weitere Inhalte, vor allem zur Vorbereitung, sind unter dem Punkt "Organisatorischer Aufwand" besprochen.

Körperliche Förderung

Das Batiken ist eine weiträumige Technik, das bedeutet, enge Bewegungsabläufe sind nur in geringem Maße vorhanden. Es wird mit relativ viel Schwung gearbeitet. Jedoch gibt es Unterschiede in den einzelnen Arbeitsabschnitten. Zumindest der Oberkörper wird größtenteils mit einbezogen.

Nur während des Arbeitens mit Pinseln und Tjanting bleibt die Wirkung auf die Feinmotorik beschränkt, wobei eine starre Haltung sich von der Technik her verbietet und somit auch einer Lockerung der Gelenke gedient ist. Dieser Effekt kann durch großflächiges Arbeiten verstärkt werden. Eine Rolle spielt der Standort des Wachstopfes, mit dem das Bewegungsmaß des pinselführenden Armes beeinflußt wird (auch trotz der gesteigerten Möglichkeit, Wachs zu verkleckern).

Je nach Anbringung des Rahmens (u.U. hochgestellt, seitwärts des Patienten, extrem niedrig) erzielt man erwünschte Bewegungen und Stellreflexe bis hin zur Hüfte.

Die Technik ist recht gut durchführbar bei Lähmungen, wenn der OB-Helparm verwendet wird, hier gilt das für die Bewegungen Gesagte nur sehr eingeschränkt.

Bedingt einsetzbar ist das Batiken mit entsprechender Vorüberlegung auch als Schwungübung bei neurologischen Erkrankungen. Aber es muß gut abgewogen werden zwischen dem erhofften Nutzen und möglicherweise eintretender Frustration und Demotivation.

Was ich hier angemerkt habe, gilt für den Kern der Batik, der den wesentlichen Teil ausmacht. In Abwandlungen bezieht sich das auch auf die anderen Arbeitsschritte. So ist das Anrühren der Farbe eine grobmotorische Übung, die den Faustschluß enthält. Die Rührrichtung bestimmt, ob das Handgelenk starr oder bewegt ist.

Das Aufspannen des Stoffes verlangt ein wenig feinmotorisches Geschick, aber auch Kraft zum Andrücken der Reißnägel (am besten Dreipunktzwecken). Ähnliche Arbeitsgänge sind beim Abnehmen des Tuches erforderlich.

Das Bewegen des Stoffes in der Farbe fördert die Gelenkigkeit im Handbereich, wenn der Patient einen Gummihandschuh tragen und in die Farbe tauchen kann, ansonsten muß der Stoff im Farbbad mit einer Holzzange bewegt oder die Farbe mit dem Pinsel aufgebracht werden, so daß auch die funktionellen Aspekte sich verändern.

Das Bügeln (zum Entfernen der Wachsschichten) enthält dann wieder lockere Schwungbewegungen vor allem in Ellbogen und Schulter, während die Hand sowie das Handgelenk leichte Haltearbeit leisten.

Sofern zum Trocknen ein Föhn verwendet wird, muß hier die auf Dauer relativ hohe statische Belastung berücksichtigt werden.

Geistige Förderung

Vom Entwurf bis zur Fertigstellung muß sehr überschauend gearbeitet werden. Zwar kann der Therapeut unterstützen und dem Patienten gewisse Einzelfragen zur Entscheidung überlassen, während er vieles oder manches andere vorschlägt. Insgesamt verlangt die Technik aber von vornherein zumindest eine Entwicklungsfähigkeit geistiger Erfordernisse.

Organisatorische Fähigkeiten sind unumgänglich, und wenn der Patient die ganzen Arbeitsgänge mit ihren einzelnen Punkten noch nicht überblicken kann, muß er doch in der Lage sein, Anweisungen - vielleicht in jeweils kurzen Folgen- zu begreifen und auszuführen.

Da nicht eine Folge von 2-3 Schritten ständig wiederholt werden kann (zwischendurch ist ja immer wieder eine Unterbrechung notwendig), kann der Trainingseffekt erst dort erzielt werden, wo es gilt, auch solche Zeiträume zu überblicken, oder wo ein Lernen bereits bei geringen Wiederholungen gegeben ist.

Im höheren Maße ist die Ausdauer sowie die Konzentration gefordert. Ein Patient, der bereits nach wenigen Minuten aufspringt und sich anderen Dingen zuwendet, sollte nicht mit dem Batiken beschäftigt werden. Es sei denn, es besteht begründete Aussicht, daß er sich zumindest an einer zugeteilten Arbeit richtig und vollständig beteiligt (und sei es das Anmischen der Batikfarbe).

Für alle Patienten, die bereits über die "Grundausstattung" an erforderlichen Fähigkeiten verfügen, eignet sich die Technik aufbauend sehr gut und besitzt einen hohen Aufforderungscharakter.

Emotionale Fähigkeiten

Die Betonung der fördernden Auswirkung liegt sicherlich im kreativen Bereich. Das heißt, der Patient kann sich entfalten, kann und muß Initiative entwickeln, seine optische Wahrnehmung einbringen bzw. schulen.

Diese Effekte werden sich über mehrere Therapieeinheiten hinweg einstellen, im Verhältnis zur Steigerung der Sicherheit im Umgang mit der Batik. Diese Auswirkungen sind nach außen erkennbar durch die Gestaltung, die freier, gezielter oder detailfreudiger wird, durch die Farbwahl, durch den Mut, Farben zu mischen und durch erhöhte Experimentierfreudigkeit.
Hier können Zeichen gesehen werden für Vorgänge, die sich auf psychischer Ebene abspielen. Es sind aber auch in Form von Anregungen gezielte Beeinflussungen möglich.

Nicht oder wenig geeignet ist Batiken zur Grenzziehung. Es läßt sich das Arbeitsumfeld schlecht so reizarm gestalten, das es bei relativ enthemmten Patienten zur Eindämmung führen würde. Im Gegenteil: das Wachs, die Farben, die Nähe des Wassers können leicht viele unerwünschte Aktivitäten hervorrufen, die einem entsprechenden Patienten keine Hilfe bieten, sondern ihn haltlos lassen.
Will man trotzdem diese Arbeit anbieten, dosiere man die Reize auf ein

Mindestmaß (Arbeitsschritte in räumlicher Entfernung) und überwache mit gebotener Strenge. Einzeltherapie ist dann empfehlenswert.

Kontraindikationen

Im körperlichen Bereich sind Patienten mit Intentionstremor zu nennen, bei denen die Arbeit dermaßen unbefriedigend verläuft, daß dies wohl nicht im Verhältnis zum therapeutischen Ziel steht.
Für Patienten mit Demenz oder Oligophrenie ist eine Anwendung sehr fragwürdig, doch nicht absolut ausgeschlossen.
Bei Hyperaktiven oder kleinen Kindern, auch bei unberechenbaren Patienten in der Geriatrie, ist diese Technik nicht angebracht.
Abgesehen vom inneren und äußeren Chaos besteht hier die Gefährdung durch das heiße Wachs.

Organisatorischer Aufwand

Das Batiken ist praktisch nur in den dafür vorgesehenen Räumen anzuwenden. Wegen des Umgangs mit Farben, flüssigem Wachs und Wasser ist es nur unter hohem Aufwand an Schutzvorkehrungen für Raum und Patienten durchführbar, also kaum mobil.

Der Zeitbedarf für eine Therapieeinheit ist recht groß, wegen des Vorbereitungsbedarfs sollte eine Zeitstunde nicht unterschritten werden.
Erforderlich ist das Anmischen verschiedener Farben, das Schmelzen des Wachses und die Bereitstellung von Material und Werkzeug. Ebenso ist das Aufräumen relativ aufwendig, auch wenn Patienten daran beteiligt werden können.

Anpassungen

Der organisatorische Aufwand kann reduziert werden, wenn Patienten einzeln, aber "in Reihe" behandelt werden. Hier kann die Therapieeinheit unter einer Stunde betragen.
Im funktionellen Bereich kann mit Greifadaptationen für Pinsel und Tjanting gearbeitet werden, der Einsatz eines OB-Helparms ist möglich.
Arbeiten im Stehen und an der schrägen Ebene können stattfinden, der Neigungswinkel darf jedoch nicht zu stark sein.
Arbeiten im Bett ist grundsätzlich machbar, erfordert aber viel Vorbereitung: großflächiges Abdecken mit Wachstuch, Folie, Adaptation eines Tisches oder Rahmens, Sichern des Wachstopfes. Das Farbbad des

Tuches wird vom Patienten selbst nicht durchführbar sein, ebenso nicht das Bügeln und das Trocknen.

Bemerkungen zur Technik Batik:
Der Einsatzbereich liegt eher im Gestalterischen und dient mehr geistig-emotionaler Förderung, jedoch kann funktioneller Einsatz erfolgen.

Die Anforderungen sind leicht bis mittelschwer , sie können sich durch den Umfang der Aufgabe verändern. Der Aufwand ist recht hoch.

Gruppen-geeignet : ja

2.4. Drahtbiegen

Alle Produkte aus gebogenem Draht sind ornamentale Schmuckstücke, ob sie nun als Dekor Verwendung finden oder als Körperschmuck (Ring, Brosche, Kette).
Daher ist das Ergebnis von großer Bedeutung, das heißt, diese Technik, die sehr gute funktionelle Aspekte enthält, sollte eigentlich nur dann angeboten werden, wenn ein schönes Ergebnis erwartet werden kann.
Es besteht jedoch eingeschränkt die Möglichkeit, Gebrauchsgegenstände zu formen, die keinen hohen Anspruch an Aussehen und Präzision stellen, wie S-Haken (zum Aufhängen kleiner Gegenstände, Garn), Ringe (zum Annähen).

Bei sehr biegsamen Drähten kann mit der Hand geformt werden (Hilfsmittel Rundstab), meist aber wird mit Werkzeug gearbeitet (Rundzangen, Seitenschneider).

Gestalterisch kann das Biegen durch Verzieren mit Perlen oder Steinen ergänzt werden.
Als einfachere Technik können Drahtgrafiken auf einem Untergrund oder das Arbeiten mit Formschablonen angesehen werden.
Geeigneter Draht ist meist biegsam und glänzend (Silberdraht, Kupferdraht). Doch muß für Gebrauchsgegenstände und bildhafte Dinge, die aufgrund ihrer Größe mehr Stabilität benötigen, festerer Draht verwendet werden, dessen Bearbeitung mit Kraftaufwand verbunden ist.

Vor der Planung der Tätigkeit muß geprüft werden, ob Löten oder Schweißen erforderlich ist. Da diese Tätigkeiten nicht zwangsläufig mit dem Drahtbiegen verbunden sind, erfolgt hier keine weitere Besprechung.

Wichtigste Arbeitsinhalte:

Schneiden des Drahtes * Biegen von Hand/mit Zange

Es müssen Grundüberlegungen angestellt werden, wie lang der Draht sein soll, welche zusätzlichen Verzierungen erwünscht werden.

Körperliche Förderung

Die Verarbeitung dünneren Drahtes spricht in hohem Maße die Feinmotorik an. Auch wenn mit Werkzeug gearbeitet wird, bleibt der Kraftaufwand minimal, während Feinbewegungen und Gelenkigkeit benötigt und gesteigert werden. Zwar ist einige Haltearbeit enthalten, doch wird Statik fast zwangsläufig kompensiert durch erforderliche Dynamik (häufiges Nachgreifen mit Öffnen/Schließen, Ablegen des Werkzeugs). Gegebenenfalls können reziproke Bewegungen gezielt verlangt werden.

Ein dickerer, festerer Draht fördert die Kraftentwicklung. Speziell hierbei muß auf korrekte Haltung der direkt oder indirekt beteiligten Gelenke geachtet werden. Die Gefahr einer unphysiologischen Verdrehung in Verbindung mit hohem Kraftaufwand ist gegeben, aber abwendbar und kontrollierbar .

Ein therapeutisch zielgerichteter und dosierbarer Einsatz ist somit gegeben, zumal in der bewußten Wahl eines bestimmten, ggfs. adaptierten Werkzeugs (z.b. enge/weite Griffe, Zangen mit Widerstand und anderes).

Bei Patienten mit extrem geringer Belastbarkeit der Hand ist das Biegen mit sehr feinem Draht ohne Werkzeug zweckmäßig, insbesondere wenn auch ein Sensibilitätstraining in der Aufgabe enthalten sein soll. Zu vermeiden ist eine Überstreckung von Gelenken (v.a. Daumen, Zeigefinger).

Geistige Förderung

Eine Schulung gewisser geistiger Fähigkeiten erfolgt über das Formendenken, das unter Umständen dreidimensional gefordert sein kann.

34

Die Struktur ist bei einfachen Formen sehr übersichtlich, und so kann mit den angesprochenen einfachen Gebrauchsbiegearbeiten oder wenig anspruchsvollen Schmuckstücken bei einem manuell geschickten, jedoch in geistigen Qualitäten eingeschränkten Patienten ein gutes Anwendungsgebiet gegeben sein. Mit steigenden Fähigkeiten kann durch gezielte und bewußte Aufgabenstellung ein Trainingseffekt angestrebt werden.

Der Draht als Werkmaterial besitzt die Eigenschaft, eine deutliche Eigenstruktur aufzuweisen, die (bei Schmuckdrähten) sehr auffordernd ist und angenehme taktile Eigenschaften hat. Dadurch wird der erwünschte therapeutische Effekt in engere Grenzen geleitet, d.h. der Patient muß sich nicht zusätzlich zu den Forderungen an Auffassung, sorgfältiges Arbeiten, Konstruktions -und Abstraktionsvermögen mit Veränderungen (etwa Oberflächenbeschaffenheit) des Materials befassen.

Es ist zudem eine häufige Wiederholbarkeit und ein jeweils kurzfristiges Arbeiten gegeben, so daß auch bei stärkeren Defekten diese Technik geeignet erscheint und sich in minimalen Schritten, je nach Beherrschung, steigern läßt.

Dieses betrifft auch das Verständnis für serielles Arbeiten, sofern es gewünscht ist. Gemeint ist nicht die Vorbereitung auf einen produktiven Arbeitsprozeß, sondern eher eine Gewöhnung an automatisierte Tätigkeiten und die Gewinnung von Übersichtlichkeit.

Auch Ordnungsprinzipien können hier gestalterisch angesprochen werden, etwa durch Anfertigen von mehreren verschiedenen Ringgrößen und deren Zuordnung in Behältnisse.

Der therapeutische Rahmen zwischen strenger Vorgabe und freier Entfaltung ist gerade hier sehr günstig innerhalb einer Technik gegeben.

Emotionale Förderung

Eng mit den geistigen Ansprüchen hängt die emotionale Förderung zusammen.

Die Angst vor Leere, die Unfähigkeit, etwas auszufüllen (ein leeres Blatt beispielsweise), wird hier genommen duch bereits existierendes, geformtes Material. Eine Anweisung, vielleicht bereits ein leichter Anstoß kann diese psychische Einengung überbrücken, der Patient hat damit 2 konkrete Vorgaben (Material und Anleitung), die er zusammenfügen kann, auch ohne große Vorkenntnisse an technischem Wissen und Können.

Vor dem Hintergrund dieser Sicherheit kann er in Stufen, die er verkraftet, diverse vorher eingeschränkte Fähigkeiten weiterentwickeln : Kreativität, Interaktion, Selbstwertgefühl.
Der Patient merkt- auch unbewußt- daß er der Formgebende ist, daß diese Form sorgsam gewählt und verfolgt werden muß, um ein erfreuliches Ergebnis zu erhalten. Er überträgt diese Merkmale (hoffentlich) auf seine Situation, selbst wenn sie so überfallartig entstanden ist, wie bei Psychosen und ähnlichem.
In diesem Sinne hat das Drahtbiegen eine tatsächlich formende Funktion, und zwar durchaus in anderer Weise als andere Techniken.

Kontraindikationen

Allergien gegen Metalle können ein Hindernis für diese Technik darstellen, da das Arbeiten mit Handschuhen eher hinderlich und unangenehm ist. Allerdings dürfte dies Problem in der Praxis weniger häufig sein , am ehesten bei Nickel-Legierungen.
Ein Intentionstremor sollte Anlaß sein, diese Technik nicht anzuwenden.
Für die Pädiatrie allgemein ist Drahtbiegen nur bedingt einsetzbar, da derartige Arbeiten zumindest nicht kleinkindgerecht sind, bei älteren Kindern muß der therapeutische Sinn abgewogen werden.

Organisatorischer Aufwand

Der Aufwand, um diese Technik einsetzen zu können, ist gering. Nicht einmal besondere Ansprüche an den Arbeitsplatz sind gegeben.
Wird unmittelbar aus der Hand geformt, benötigt man lediglich biegsamen und attraktiven Draht.
Darüber hinaus kann mit wenigen Werkzeugen und Hilfsmitteln gearbeitet werden (Rundzange, Kneifzange, Seitenschneider, Rundstab).

Weder umfangreiche Vorbereitungs- noch Nacharbeitungszeiten sind vonnöten, so ist Drahtbiegen rein vom Aufwand her eine der am einfachsten einzusetzenden Techniken.

Anpassungen

In der Wahl des Drahtes finden sich Steigerungsmöglichkeiten, die die Kraft betreffen.
Ein zu schmiegsamer Draht kann bei ungeübten oder geistig/motorisch

gehandicapten Patienten leicht ein "Eigenleben" entwickeln, es ist dann besser, einen Draht zu wählen, der etwas duldsamer ist (und damit etwas fester).
Weitere Anpassungen geschehen über die Werkzeuge (Griffveränderungen) oder Greifhilfen für die Haltehand.

> Bemerkungen zur Technik Drahtbiegen:
> Eine einfach einzusetzende Tätigkeit, mit klar vorgegebenen Aspekten in allen 3 Bereichen.
> Das Arbeiten geschieht kreativ-frei oder streng-seriell.
> Gruppeneignung: eher gering.

2.5. Drucktechniken

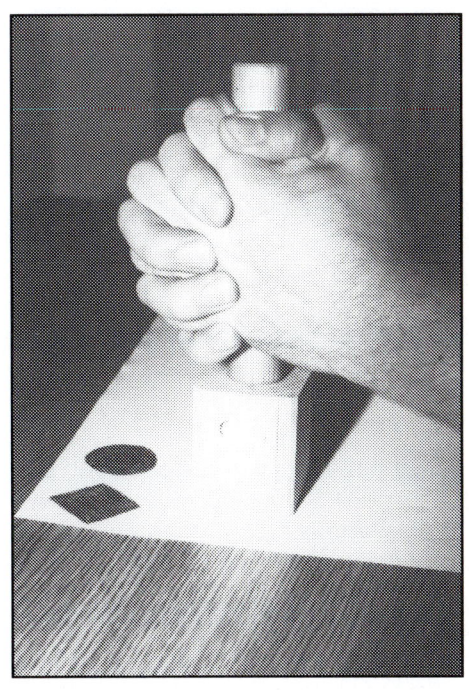

Gemeint sind alle Druckverfahren, die per Hand durchgeführt werden, das heißt Verfahren, bei denen die Motive über Stempel auf einen Untergrund gebracht werden. Insbesondere sind dies Kartoffeldruck, Stoffdruck, auch Druck mit Ornamenten und Blättern bzw. anderen Reliefs.

Der Druck über Walzen (so auch der Linoldruck) ist zumindest unter funktionellen Gesichtspunkten so abweichend, daß eine nähere Besprechung nur bedingt stattfindet.
Was ich hier anführe, sind Vorgänge, die gekennzeichnet sind durch starkes Einbeziehen der Hand , durch individuelles Gestalten ggfs. einschließlich Herstellung der benötigten Stempel.

Im Grunde werden nur Einzelstücke gefertigt, doch lassen sich auch Serienarbeiten herstellen, die jedoch die gestalterischen Elemente nur annähernd in gleicher Form enthalten (Briefpapier, Sets, Decken usw.) Aber gerade diese Variationsmöglichkeiten ergeben den Reiz der Technik, wenigstens auf kreativer Ebene, etwa durch leicht veränderte Farbmischungen, durch unterschiedlichen Kraftaufwand beim Drucken und durch bewußte Umstellungen Effekte zu erreichen, die nicht bis ins letzte Detail beeinflußbar sind, sondern auch bei planvollem Vorgehen immer wieder für Überraschungen (allerdings zuweilen auch negative) sorgen.

Bei allen funktionellen Vorteilen, die diese Technik bietet, sollte nicht außer acht gelassen werden, daß eine Bereitschaft zu kreativem Vorgehen vorhanden sein muß, in höherem Maße als bei manchen anderen Werktechniken.

Bedrucken lassen sich vorzugsweise Papier (als Wandschmuck, Briefpapier, Bezugspapier usw) und Stoff (Kissen, Kleidung, Taschen, Tücher...).

Wichtigste Arbeitsinhalte:

Planung * Vorbereitung (bei Stoffen Zuschneiden, sonst Bereitstellung von Material wie auch Papier, Karten usw.) * eventuell: Anfertigen von Stempeln * Probedrucke * Drucken * Nachbereiten passiv (trocknen) und aktiv (schneiden, vernähen).

Körperliche Förderung

Abgesehen vom Anfertigen neuer Stempel oder dem Zuschneiden des Basismaterials ist der körperlich-funktionelle Schwerpunkt das Drucken selbst, also der Umgang mit dem Druckstempel.
Besteht dieser etwa aus einer Kartoffelhälfte, so sind die Aspekte vorgegeben, in diesem Fall handelt es sich um eine feinmotorische Beübung. Bei anderen Stempeln sind diverse Adaptationen möglich, so daß im Bereich Hand alle Greiffarten Anwendung finden können.
Darüber hinaus sind es vor allem zielgerichtete grobmotorische Bewegungen aus dem Bereich Schulter-Ellbogen, die herausgearbeitet werden.
Die Kraft muß dabei sowohl fein dosiert (Aufnehmen oder Aufbringen der Farbe) als auch stärker entwickelt werden (Druckvorgang).

Eine besondere Dynamik erhalten die Bewegungen, wenn die Farbe mit dem Pinsel aufgebracht wird und man folgendermaßen verfährt (Aktivhand rechts): Stempel in die linke Hand geben-Pinsel rechts aufnehmen- Farbe aufbringen-Pinsel ablegen-Stempel in die rechte Hand-Druck.Zwar ist ein solches Vorgehen "umständlich", doch hat das Erreichen von Behandlungszielen Vorrang vor rationellem Arbeiten. Auf jeden Fall soll beachtet werden, daß die Haltearbeit nicht statisch wird und die Hand nicht immer mehr verkrampft.

Nimmt man zum Abdruck reliefartige Dinge (Blätter, Gräser), ist der aufzuwendende Druck gering. Gerade hierbei kann sehr locker, mit schwingender, streichender Bewegung aus dem Handgelenk heraus gearbeitet werden,so daß neben der Tiefensensibilität auch noch die Oberflächensensibilität gefördert wird.
Etwas veränderte Ansprüche ergeben sich, wenn nicht mit der Hand direkt, sondern mit einer Walze der Abdruck gemacht wird.

Will man eine häufige Wiederholung der Bewegung in kürzeren Abständen ausführen lassen, muß eine Serienarbeit geplant werden, wie Rapport, Bedrucken von Tischkarten und anderes. Ansonsten können längere gestalterische Pausen Bestandteil der Arbeit sein, so daß sich die Bewegung an sich nicht verfestigt oder Wirkung zeigen kann.

Einen Vorteil bieten Stempel mit gröberen Griffen.Sie lassen sich bilateral bedienen (zwischen die gefalteten Hände nehmen, Hände übereinander fassend, mit Quergriff auch nebeneinander), so daß gut mit Halbseitengelähmten, aber auch mit Rückenmarkverletzten, sowie mit MS-Patienten gearbeitet werden kann.

Geistige Förderung

In erster Linie ist die Kreativität angesprochen, der Patient soll also in die Lage kommen, ein Ergebnis vorauszuplanen und die dorthin führenden Arbeitsgänge zu übersehen.

Auch das seperate Beüben des Druckens selbst ist komplex genug, um gewisse Anforderungen zu enthalten. Hierbei sind als erste Schritte zu nennen: den Vorgang verstehen und nachzuvollziehen (einfärben, sich zum Tuch bewegen, drucken). Darin liegt ein abstrakter Plan, den der Therapeut bei schwachen Patienten mit Schritt-für-Schritt-Anweisungen begleitet.

Durch Wiederholung der Schritte wird die Merkfähigkeit verbessert, ohne daß die Konzentration noch zusätzlich gefordert wird mit dem Verlangen nach komplizierteren Gestaltungselementen und desgleichen. Dann erst kann auch die Audauer gesteigert werden durch zeitliche Ausdehnung dieses Hauptabschnitts der Technik.

Höhere Erwartungen, d.h. Organisation, Entwurf, Planung, selbständige Handlungsfähigkeit sind zwar zu stellen, da in Verbindung mit dem Druckvorgang diverse Tätigkeiten entstehen, die ein derartiges Training zulassen, doch sollte man zuvor gründlich den Stand anderer geistig-funktioneller Elemente abschätzen, um den Patienten nicht zu überfordern.

Alle bildnerischen Techniken bieten die Gefahr der Überforderung in höherem Maße, vor allem wenn seitens des Therapeuten zu wenig Vorgaben als Sicherheit gegeben werden.

Die Drucktechnik verleitet dann und wann leicht zu der Annahme, der Patient könne souveräner mit seinen Fähigkeiten umgehen, als das der Fall ist.

Dies liegt auch daran, daß Mißerfolge nicht offensichtlich sind, sondern der speziellen individuellen Gestaltungsabsicht des Patienten zugeschrieben werden. Unauffälliger werden sie beim Drucken noch dadurch, daß mit dem Stempel ja ein Formelement bereits vorhanden ist.

Emotionale Förderung

Die Drucktechnik bietet ein Mittelmaß zwischen strenger Vorgabe (Rapportdruck etc.) und freier Entfaltung. Daher ist sie recht gut den gewünschten Zielen anzupassen. Wegen der Vielseitigkeit (Materialwahl, Farbwahl, Herstellung des Druckstockes usw.) überwiegt jedoch der kreative Anteil, das heißt die Forderung an die Eigeninitiative des Patienten, aber auch an die Kooperation mit dem Therapeuten bzw.(in Gruppen) mit den Mitpatienten.

Es ist möglich, sowohl den Arbeitsumfang als auch die Vorgehensweise streng zu strukturieren (hier liegt dann sowohl die Vorbereitung als auch der Entscheidungsprozeß beim Therapeuten) und zeitlich zu begrenzen. Das würde heißen,immer das gleiche Muster in gleicher Weise aufzubringen (Briefpapier, Sets). Zwar kann dies etwa ängstlichen Patienten Sicherheit geben, doch muß man sich bewußt sein, daß damit der Charakter der Drucktechnik und mit ihm ihr eigentlicher Reiz verändert, reduziert wird.

Ein Hinderungsgrund ist das nicht, wenn dies bewußt in Kauf genommen wird, etwa weil spekuliert wird, allmählich auch die anderen Anteile einfließen zu lassen.

Allerdings muß man sich die Frage stellen, ob gerade diese letztgenannte Absicht unterlaufen wird, weil der Patient das sture Drucken als abschreckend empfindet.

Bei geeigneten Patienten für diese Technik gibt es aber Inhalte, die erstrebenswert sind. Schon die vorherige Planung ist Appell an die Phantasie, an zielstrebige und abstrakte Vorstellungen (soweit diese schon erzielbar sind). Die Vorgehensweise erfordert Ordnung, Strukturierung, Konzentration (und ist daher z.B. für Apraxien nicht geeignet), sowohl bei der Planung als auch bei der Ausführung. Soweit beides mit einem Minimum an Kreativität erfolgt, wird vom Patienten gefordert, daß er sich einbringt, agiert, und meist auch kommuniziert.

Vor allem als Gruppenangebot von Drucktechniken, und besonders wenn eine Gemeinschaftsarbeit gefordert ist, muß jeder Patient seine augenblickliche Rolle übernehmen, seinen Anteil zum Gelingen des Projekts beitragen. Die Rollenstruktur stellt eine Forderung dar, kann aber auch überfordern, besonders wenn der Patient ohnehin leicht die Übersicht verliert.

Kontraindikationen

Wie allgemein im Umgang mit Farben muß vorausgesetzt werden, daß seitens des Patienten eine gewisse Vorsicht vorhanden ist. Allergien können beachtet werden, sind aber eher selten zu vermerken.

Gefährdungen bestehen durch Werkzeuge beim Schneiden von Druckstempeln (Kartoffel-, Linoldruck). Hier muß eine Abwägung stattfinden, ob diese bei bestimmten Patienten eine Kontraindikation darstellen.

Geistig und psychisch sehr ungeordnete Patienten würde ich nicht mit der Technik vertrauen. Auch ein bestehender Intentionstremor dürfte zur Nichtanwendung führen.

Organisatorischer Aufwand.

Entsprechend den Arbeitsgängen ist der Aufwand relativ hoch, nicht nur was Vorbereitung und Durchführung betrifft, sondern ebenso in Bezug auf den Raum. Schließlich sind Farben anzurühren, eventuell

Stempel herzustellen oder fertige Stempel (einschließlich Naturmaterialien) bereitzustellen, Probedrucke sollen angefertigt werden. Der Platz für die eigentliche Arbeit hängt von der Größe des Werkstücks ab, sollte jedoch in jedem Falle großzügig bemessen sein. Darüber hinaus müssen die Teile zum Trocknen abgelegt werden können.

In Einzeltherapie kann der Patient (wenn es mit seinem krankheitsbedingten Status und den therapeutischen Zielen übereinstimmt) schrittweise in alle Arbeitsschritte einbezogen werden, bei Gruppentherapie kann Arbeitsteilung stattfinden, es muß dann aber die einzelne Therapieeinheit relativ lang sein.

Andernfalls ist der Therapeut gefordert, entsprechende Vorkehrungen zu treffen, die ein recht großes Maß seiner Zeit in Anspruch nehmen können.

Anpassungen

Stempel sind funktionell anpassungsfähig, sofern es sich um kleinere Stempel und nicht um großformatige Linoldrucke handelt. Versieht man sie mit schmalen oder kleinen Griffen (Kugel,Stäbchen), sind feinere Greifarten (Spitzgriff, Dreipunktgriff) gefordert. Mit Griffverdickungen, Rundhölzern, Kugeln, Schlaufen u.a. lassen sich Förderungsmöglichkeiten der Grobmotorik und bilaterales Arbeiten ermöglichen.
Grenzen der Apaptierbarkeit sind dort, wo die Kraft nicht ausreichend auf das Stempelbild verteilt wird, oder wo gezielte Bewegungen erschwert werden (zu große Griffe bei kleinen Bildern).

Da die Technik recht viel Raum verlangt, sollte die Vorgehensweise durchdacht werden und bei entsprechend ungünstiger Platzsituation (auch in der Arbeit mit Rollstuhlfahrern und - wohl selten -Bettlägerigen) auf Notwendiges reduziert werden, so zum Beispiel Beschränkung auf einen Stempel, kleine Werkstücke, wenig Farbe.
Dies kann ebenso - aus anderen Gründen - in Pädiatrie und Psychiatrie gelten.

Bemerkungen zur Technik Drucken:
Der Einsatzbereich ist schwerpunktmäßig funktionell, außer Greifübungen für die Hand sind ausholende Bewegungen, Zielbewegungen im Ellbogen und der Schulter beinhaltet.
Für geistige Förderung ist die Technik in Maßen geeignet, emotionale Förderungsmöglichkeiten hängen von der Wahl der Aufgabe ab. Die Anforderungen sind leicht bis schwer, je nach Aufgabenstellung. Der Aufwand ist insgesamt eher hoch.
Gruppen-geeignet : unter bestimmten Voraussetzungen ja.

2.6. Emaille

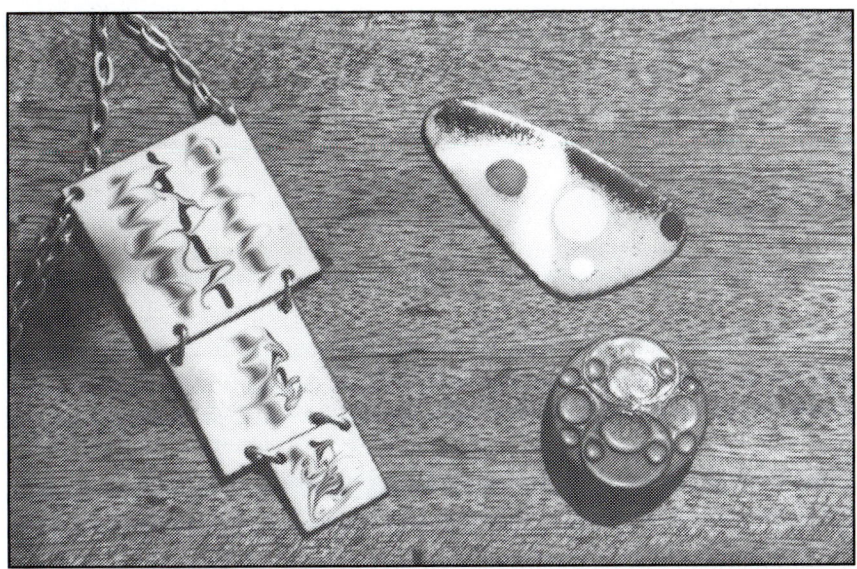

Über die Werktechnik

Emaillieren bringt meist recht schnell ansprechende Ergebnisse. Das Gestalten, die Idee des Ausführenden steht stark im Vordergrund, während sich die handwerklichen Ansprüche auf Sorgfalt, Konzentration und Kenntnis der richtigen Vorgehensweise beschränken. Diese Punkte müssen wenigstens erfüllt sein, wenn die Arbeit gelingen soll.

Meist wird auf fertigen Metallteilen emailliert (Broschen, Schilder, Schälchen u.a.), so daß die Forderung an die Phantasie auf die Oberflächengestaltung beschränkt bleibt. Doch hier ist auch zumindest grobe Konzeption gefordert, da wahlloses Vorgehen höchstens Zufallsergebnisse bringt.

Zu beachten ist im therapeutischen Einsatz, daß ein Ergebnis gewünscht ist. Erst wenn ein schönes Produkt entsteht, ergibt die Technik einen Sinn. Sie ist nicht, wie andere Techniken zum Teil, als reiner Arbeitsgang durchführbar. Das Emaillieren ist eine individuelle Technik, das bedeutet, Serienfertigung und Teamarbeit sind nicht Sinn dieser Betätigung.

Körperliche Förderung

Eine körperliche Förderung ist möglich auf Basis der Feinmotorik, sofern der Status nicht sehr niedrig ist. Weder grobmotorisch noch vom Bewegungsausmaß her (Bewegungsradius, Kraft) bietet das Emaillieren einen günstigen Ausgangspunkt für therapeutische Zwecke.

In hohem Maße jedoch ist Konzentration und Koordination gefragt, z.B. Hand-Hand-Koordination oder Auge-Hand-Koordination.Die Fehlertoleranz allerdings ist minimal, so daß insbesondere auch bei nervlichen Störungen der Spielraum zwischen Ergebnis und Frustration sehr gering ist.
Am ehesten ist ein Einsatzgebiet zu sehen, wenn es um die Erhaltung eines zufriedenstellenden Zustandes oder um Verbesserung eines Restzustandes nach anderer erfolgter Therapie geht.

Geistige Förderung

Auch hier sollte die Technik dazu dienen, als vorbeugendes Training oder auf einer höheren Stufe der Rehabilitation, kurz vor dem Zustand der Wiederherstellung, die Therapieangebote zu ergänzen. Der Spielraum ist etwas größer als im körperlichen Bereich, denn die therapeutischen Ziele können sich auf Aspekte richten, die nur mittelbar zur Technik gehören, wie Kreativität, Entwurf, folgerichtiges Denken, Konzentration, Sorgfalt, Zeitstruktur. Sofern diese Dinge förderungsbedürftig sind, nicht aber (oder nur gering) Geschicklichkeit, Feinkraft, Zielbewegungen, ist das Emaillieren nützlich,auffordernd und übersichtlich genug für eine gute Beübung.

Es kann zudem systematisch-aufbauend vorgegangen werden über den Ablauf mehrerer Therapieeinheiten, indem zunächst Farbproben erstellt werden, dann das Gestalten einer gleichmäßigen einfarbigen Oberfläche geübt wird, danach mehrfarbig, mit Emailleblumen und schließlich kleinformatige Bilder, Schalen etc. erarbeitet werden.

44

Emotionale Förderung

Der Wunsch nach Gestaltung wird sehr stark geweckt, weil das Produkt im Vordergrund steht,
Und diese Gestaltung ist, wenn nicht starke körperliche oder geistige Einschränkungen vorliegen, mit relativ einfachen Mitteln sowie überschaubar schnell zu erreichen.

Dabei ist zwar das Aufgeben oder die Ablehnung der Technik seitens des Patienten denkbar, aber mit therapeutischer Lenkung (dann vor allem viel Hilfestellung) sehr gut beeinflußbar. Hingegen bietet das Emaillieren kaum Anlaß zur Entwicklung von Aggressivität und von überaktivem oder sonst unerwünschten Verhalten.

Auf der anderen Seite ist ein gelungenes Ergebnis gut zu erreichen, das dann immer ein Schmuckstück darstellt, das "professionell" wirkt, den Patienten mit Stolz erfüllt und eine hohe Identifikation ermöglicht.
Da dieser Effekt bereits innerhalb der 1. Behandlungseinheit zu sehen ist (vorausgesetzt, es muß nicht erst durch Vorversuche an diese Technik herangeführt werden), kann die Motivation gefördert werden, gerade bei Patienten, die wegen ihrer psychischen Probleme schwer zu binden sind.

Die Überschaubarkeit des Arbeitsvorganges stellt die Behandlung von Defiziten der Persönlichkeitsorganisation (einschließlich Entscheidungshemmmungen) auf eine günstige Grundlage.

Einen hohen Wert bietet die Technik als Hobby, also als ausfüllender, strukturierender, ablenkender Faktor, wenn in allen Bereichen der Persönlichkeit (noch) keine bemerkenswerten Einschränkungen vorliegen. Insofern kann hier ein vorbeugender Aspekt bemerkt werden, wenn etwa dazu beigetragen werden soll, Hospitalisierung zu vermeiden (z.B. in Senioreneinrichtungen).

Kontraindikationen

Ein Tremor, auch schon in leichteren Ausmaßen, verhindert den Einsatz der Technik, und zwar ist hier wohl schon ein Ruhetremor ein Grund, aufs Emaillieren zu verzichten, weil damit auch eine gewisse Unbeweglichkeit verbunden ist. So wird die gleichmäßige Verteilung des Emaillepulvers auf den meist kleineren Werkstücken zum Problem

-und gerade hier liegt ja ohnehin die Schwierigkeit der Technik.

Die Unterlage muß plan sein, die Sitzhaltung muß sich dieser Gegebenheit anpassen, aber der Arbeitsplatz kann nicht etwa durch Schrägstellung angepaßt werden. Dies erschwert beispielsweise das Emaillieren im Bett (das aber möglich ist).

Kontraindiziert ist die Emailletechnik für die Katarakt im fortgeschrittenen Stadium.
Im allgemeinen ist der Anwendungsbereich auch in der Pädiatrie nicht gegeben, eventuell bei älteren Kindern.

Vorsicht ist immer im Umgang mit dem Farbpulver geboten, da es teilweise schädigende Stoffe enthält.

Organisatorischer Aufwand

Ein Emaille - Brennofen ist Notwendigkeit. Dieser muß in unmittelbarer Nachbarschaft zum Arbeitsplatz stehen. Es ist nicht unmöglich, ihn zu transportieren, doch ist wahrscheinlich ein fester Standort unumgänglich, so daß ein Einsatz der Emailliertechnik an unterschiedlichen Stellen - so in der Stationsarbeit - nur in selteneren Fällen angebracht erscheint.

Abgesehen von diesem Umstand ist der Aufwand nicht zu hoch, gerade was den Platzbedarf betrifft. Es reicht ein normal großer, aber ebener Arbeitsplatz aus, der gut beleuchtet sein muß. Das Farbpulver sowie die Werkstücke vor dem Brennvorgang müssen vor dem Umkippen gesichert sein (deshalb ist Arbeiten im Bett fast nicht möglich, und Vorsicht bei bestimmten Patientengruppen ist angebracht).

Vorbereitung erfolgt dann noch für das Metall, das entfettet werden muß, um einen optimalen Haftgrund zu erreichen.Sofern dies durch Säure geschehen soll, sind hier besondere Sicherheitsvorkehrungen zu beachten; das Bad in einer Salpetersärelösung aber ist nur erforderlich, wenn das Metall geglüht wurde (also etwa nach dem Treiben). Sonst reicht eine harmlose Essig-Salzlösung oder ein Beizsalz.
Jedoch müssen solche Vorbereitungen nicht unmittelbar während des Emaillierens in einer Therapieeinheit erfolgen, das heißt auch nicht unbedingt mit dem Patienten zusammen.

Anpassungen

Funktionelle Anpassungen sind in dieser Technik von vornherein eng begrenzt, weil der Einsatz von Werkzeugen minimal und der Bewegungsradius klein ist.
Für das Aufbringen des Emaillepulvers wird des öfteren ein Feinsieb verwendet, das einen Griff hat. Dieser kann einer mangelnden Greiffunktion angepaßt werden.
Adaptiert werden kann auch eine Pinzette, mit der man etwa bei Blümchenemaille die Emailleperlen auflegt. Nur wird bei deutlicher Funktionseinschränkung ohnehin die Anwendung der Technik fragwürdig.

Eine Anpassung heißt hier im allgemeinen Verbesserung eines ganz engen Tätigkeitsabschnittes.
Die Tätigkeit selbst scheint aber nicht geeignet, körperlich funktionelle Verbesserung zu erreichen.
So kann zwar das Greifen mit der Pinzette erleichtert werden, um aber einen Trainingseffekt zu haben, müßte der Einsatz speziell dieser Bewegung häufiger und mit Regelmäßigkeit erfolgen.

Anpassungen räumlicher Art sind begrenzt, da die Technik auf wenig Raum angewiesen ist und größere Veränderungen nicht erforderlich werden.

Bemerkungen zur Technik Emaille:

Funktionell sind vorwiegend koordinierte feinmotorische Bewegungen als Vorteil der Technik zu sehen, grobmotorische Übungen sind nicht nennenswert.
Dafür enthält Emaille eine Reihe von Elementen, die geistig- emotional von Bedeutung sind. An die Kreativitätsentwicklung können Vorgaben gemacht werden, die zielgerichtetes Vorgehen erleichtern. Die Anforderungen sind i.a. niedrig, außer bei bestimmten Konstellationen (Krankheitsbild-Aufgabe).
Der Aufwand ist lediglich in der Bereitstellung der notwendigen Materialien zu sehen.
Gruppen-geeignet : Für Kleingruppen bedingt.

2.7. Holzarbeiten

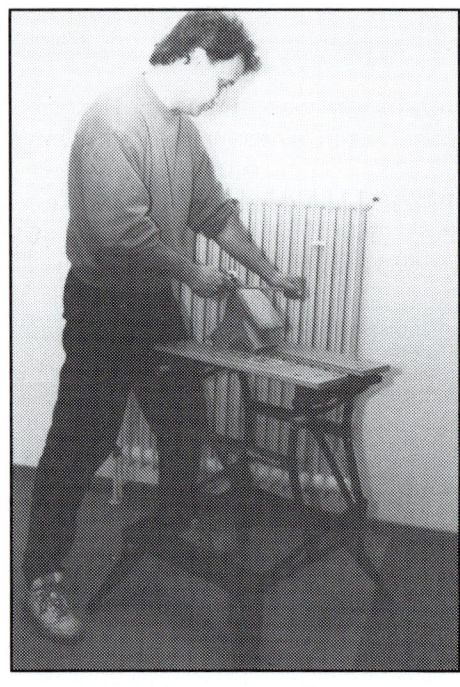

Holzarbeiten haben recht viele Inhalte, die therapeutisch nutzbar oder zu berücksichtigen sind.

Die Anforderungen sind hier grundsätzlich (auch) körperlich, die geforderten Bewegungen und Ansprüche richten sich nach der Form der Holzbearbeitung, der Wahl des Materials, der Größe des Werkstücks, dem Ziel der Arbeit (das heißt nach der Vielzahl der Arbeitsschritte).

Das Holz bietet sehr gute gestalterische Möglichkeiten, die je nach Zielsetzung schwerpunktartig die Kreativität oder aber die Sorgfalt und Genauigkeit in der Planung und im

Umgang mit dem Werkzeug fordern.

Beim Arbeiten mit Holz läßt sich fast jeder Arbeitsschritt ohne Probleme getrennt beüben und durch entsprechendes Vorgehen dosieren.

Holz ist ein außerordentlich ansprechendes Material, und abgesehen von der Endbearbeitung mit Lacken oder dem Verbinden (Schrauben, Leimen) ist die Arbeit daran in jeder Phase zu unterbrechen und wiederaufzunehmen.

Die Bearbeitung des Materials produziert eine gewisse Lautstärke und Holzstaub oder -Späne, dies macht die Anwendung unter manchen räumlichen Bedingungen ein wenig problematisch.

Wichtigste Arbeitsinhalte:

> Sägen * Hobeln * Raspeln * Schleifen * Polieren * Nageln * Schrauben.
>
> Die Arbeitsschritte sind hier nicht chronologisch aufstellbar, da abhängig von dem Werkstück unterschiedliche Reihenfolgen von Arbeitsgängen erforderlich sind.
> So wird auf bildhauerischer Ebene wohl nicht unbedingt gesägt, jedoch geraspelt oder mit Beitel und Hammer gearbeitet; die Herstellung eines Kastens etwa verlangt Entwurf, Sägen, Verbinden, Oberflächenbehandlung.

Körperliche Förderung

Vorbemerkung:
Das im folgenden Besprochene bezieht sich auf die Arbeit mit mechanischen Werkgeräten. Es verändert oder verliert seine Gültigkeit in der Anwendung bei elektrisch betriebenen Geräten.
Ohnehin wird erst in der Stufe Arbeitserprobung oder in Werkstätten für Behinderte (also in der Arbeitstherapie) der Gesichtspunkt zum Tragen kommen, Patienten an elektrischen Holzbearbeitungsgeräten zu schulen, während in der klinischen Anwendung aus mehreren Gründen solche Maschinen nicht zum Einsatz kommen.

In der Bearbeitung von Holz kommt man um grobmotorische Beanspruchung nicht herum. Zwar kann die Kraft dosiert werden, das heißt es muß nicht immer eine Kräftigung (im Sinne von Kraftzuwachs) zwangsläufiges Ziel sein, aber die Bewegungen der Schulter, des Ellbogens, des Handgelenks sind immer Inhalt, und ohne entsprechende Adaptation ist die Beanspruchung sehr häufig beidseitig.
Dabei hat zwar die nicht dominante Seite meist Haltefunktion, muß aber auch Bewegungen ausgleichen. Solche Stellreflexe sind - ganz besonders bei Arbeiten mit großem Bewegungsausmaß- recht intensiv und nicht auf die oberen Extremitäten beschränkt. Als Beispiel sei hier das Sägen mit einem Fuchsschwanz o.ä. im Stehen genannt.

Die anzuwendende Kraft richtet sich nach der Art der Tätigkeit am Holz (Hämmern bedeutet im allgemeinen hohen Kraftaufwand, Schleifen/Polieren hingegen einen geringen), nach dem Ausmaß der Bewegung, nach der Wahl des Holzes und der Werkzeuge.

Vom leichten Balsaholz bis zur harten Eiche oder dem Ahorn lassen sich auf dieser Ebene Anforderungen steuern und variieren. Mit einer unterdimensionierten Säge ist der Kraftaufwand erheblich größer als mit einer zwar schwereren, doch den Schwung ausnutzenden großen Säge (das gilt analog für anderes Werkzeug).

Neben dem Üben der Kraft sind vor allem die Bewegungsrichtung und das Bewegungsausmaß Therapieziele. Nach diesen können wir bestens mit diversen Variationen des Werkstücks unsere Vorgaben bestimmen. Der Spielraum ist nicht unbeschränkt, aber groß, und im Gegensatz zur Kraft, die nur bedingt begrenzt wird (Steigerungen minimal-mittel-hoch), lassen sich Bewegungsrichtung und -ausmaß wesentlich genauer bestimmen und in der Durchführung kontrollieren.

Die Vorteile, die diese Technik zum Beispiel für eine Beübung in der Schulter- Ellbogen- Region bietet, sollten nicht die Aufmerksamkeit von Fingern und Handgelenk ablenken. Sofern diese nicht ohnehin gezielt (mit)beübt werden, besteht die Gefahr der Ermüdung und Verkrampfung. Hierauf ist mit häufigen Kurzpausen entspannend einzuwirken. Besonders gilt dies auch für Nervenschädigungen, die eine Verkrampfung begünstigen.

Sensibilitätsstörungen sind gut zu beüben, wenn mit Schleifpapier gearbeitet wird, also bei der Oberflächenbehandlung. Vor allem kann eine Desensibilisierung erreicht werden, evtll. auch Stumpfabhärtung nach Amputationen.

Je größer in der Aufgabenstellung der Faktor Kraft wird, desto stärker wird dann die Körperliche Belastung. Daher dient Holzarbeit wie kaum eine andere Technik (außer Metall) der Kreislaufförderung, was besonders sitzenden Patienten (Rückenmarkverletzten) zugute kommt. Gerade in solchen Bereichen ist Holztechnik nicht nur zur Verbesserung des Allgemeinzustandes (neben der Kreislaufförderung ist ja auch ein Einfluß auf organische Faktoren zu sehen), sondern hilft darüber hinaus bei der Statuserhaltung vor allem der oberen Extremitäten.

Wie eingangs gesagt, kann jede Arbeit mit Holz losgelöst sein von einer Gesamtaufgabe. Der Patient muß demnach nicht vom Entwurf bis zur Oberflächenbehandlung an dem Werkstück arbeiten, sondern es können mit Hilfe der Holzarbeit genau die Dinge beübt werden, bei denen sich ein Manko zeigt und die therapeutisch beeinflußt werden müssen.

Das bezieht sich einerseits auf die oberen Extremitäten, andererseits aber auf den Rumpf und eventuell auf die unteren Extremitäten.
Durch eine Schleifarbeit etwa, die vom Körper weg ausgeführt wird, entsteht eine starke Dynamik (Vorbeugen- Aufrichten) in der gesamten Rückenpartie, die durch bilaterales Arbeiten intensiviert wird.
Ähnliches gilt für großflächiges seitliches Arbeiten, bei dem die Beine und die Hüfte zur jeweils anderen Seite (gegengleich der Bewegung) ausweichen werden, um das Gleichgewicht auszugleichen.
Bei anderen Tätigkeiten der Holztechnik lassen sich entsprechende Effekte gezielt erreichen, die dann unter anderem abhängig sind von der jeweiligen Adaptation.

Dabei kann diese separate Arbeit ohne ein Produktionsziel sein oder als ein Teil eines Herstellungsprozesses dem Patienten zugeteilt werden, was besonders interessant ist, wenn mehrere Patienten mit unterschiedlichen Therapiezielen beteiligt werden.

Wird in der Technik Holz der Faustschluß beübt, d.h. eine Kräftigung der Handmuskulatur angestrebt, so hat das häufigere Greifen des Werkzeugs einen größeren Erfolg als das zwar anstrengende, aber uneffektive langfristige Halten unter Belastung.

Geistige Förderung

Holz hat von jeher eine sehr ansprechende (auffordernde) Wirkung. Diese Tatsache kann man sich zunutze machen.
Eine geistige Förderung wird erreicht durch eine bestimmte Aufgabenstellung. Doch bereits die Beschäftigung mit dem Thema Holz bietet Inhalte, die zur Reflexion anregen und damit geistige Qualitäten steigern.
Auf diesen beiden Ebenen - Theorie und Praxis - (auch vermischt) kann gearbeitet werden, wenn mit der Technik Holz eine geistige Förderung erreicht werden soll.

Aufmerksamkeit und Konzentration werden bereits in der Theoriephase angegangen.
In der eher bildhauerischen Arbeit können abstraktes Vorstellungsvermögen und Formgebung mit einfachen Mitteln angegangen werden. Dabei muß es sich nicht immer um künstlerische Wünsche handeln, die einfachste Arbeit (neben dem theoretischen Beschreiben von Form und Eigenschaft) ist das Abrunden von Ecken/Kanten. Reliefartiges Arbei-

ten und dann die Erstellung einer figürlichen Aufgabe (Tier, Auto, Gesicht usw.) sind dann schon aufbauend und setzen in Bezug auf die eben genannten Qualitäten eine Verfestigung voraus.

Von Vorteil ist, daß dann weder nach einem festen Plan gearbeitet werden muß noch das Ergebnis straff vorgegeben ist, so daß die Förderung durch Steuerung (des Therapeuten) und Wiederholungen verfolgt werden kann, aber nicht ein Mißerfolg vorprogrammiert ist. Der Arbeitsvorgang selbst wird geübt, aber der Patient muß (vor allem bei entsprechend geschickter Führung) nicht von einem Ergebnis enttäuscht werden, das von seinen Vorstellungen oder des Therapeuten Vorschlägen abweicht.

Dies wäre der Fall, wenn nach einer Vorlage gearbeitet wird, wie an einem kleinen Regal o.ä., und das Ergebnis schief ist, Teile nicht zusammenpassen usw.

Aber die Herstellung von Gebrauchsgegenständen aus Holz läßt sehr viel größere geistige Entwicklung zu, fördert Planung, Genauigkeit, Umsetzen von Aufgaben, organisatorische Fähigkeiten einschließlich der zeitlichen Strukturierung.

Die Aufgabenstellung hat einen relativ großen Spielraum und läßt Kontrolle zu, das heißt es sind Fortschritte in der Entwicklung genauer nachzuvollziehen, sowohl für den Therapeuten als auch für den Patienten.

Auch hier muß das Werkstück nicht komplex sein, ein therapeutischer Effekt wird besser zu erreichen sein, wenn der Aufgabeninhalt einfach gefaßt ist (Aussägen zweier unterschiedlicher Teile). Es verankern sich dann eher die angestrebten geistigen Lerninhalte, als wenn eine Gesamtarbeit über mehrere Therapiestunden hinweg durchgeführt wird.

Auch Wahrnehmungsleistungen (genannt sei vor allem die räumliche Wahrnehmung) sind hier von Bedeutung und lassen sich durch Holzarbeiten verbessern.

Emotionale Förderung

Es sind vor allem die Eigenschaften des Holzes, die eine gute Voraussetzung für die Förderung der Psyche geben.

Holz ist, wie schon bemerkt, sehr ansprechend und auffordernd. Es wirkt warm und ruhig, seine Oberfläche fühlt sich nach Bearbeitung sehr angenehm an, und es hat viele gestalterische Momente.

So ist Holz in der Vielzahl seiner Eigenschaften (den genannten können noch einige hinzugefügt werden) kaum zu übertreffen und hat daher so manchen Aspekt in der emotionalen Förderung aufzuweisen. Dies gilt für Naturhölzer, zum Teil aber auch für aufbereitete Hölzer (Tischlerplatten und Sperrholz), kaum aber für Preßspanplatten (wenngleich mit diesen ein funktioneller Einsatz möglich ist).

Soll die Technik Holzbearbeitung im emotionalen Bereich eingesetzt werden, bietet sie parallel dazu funktionelle Merkmale. Abgesehen davon, daß sie körperlich teilweise anstrengend ist, verlockt sie doch dazu, sich der Arbeit für eine Zeitlang aktiv zuzuwenden.
Bei kleineren Stücken oder Aufgaben (Glattschleifen, Abrunden, Zerteilen) tritt ein Ergebnis recht schnell ein, dadurch läßt sich die Selbsteinschätzung des Patienten begünstigen.
Zunächst wird Sicherheit gegeben durch die Erfahrung der Begrenzung der anvertrauten Aufgaben, das bedeutet: der Patient trägt nur für die ihm angetragene Arbeit "Verantwortung".

Aufbauend bietet sich an, diesen eingegrenzten Bereich in Stufen zu erweitern, dem Status des Patienten entsprechend.
Zum Holz kann durch dessen Eigenschaften eine emotionale Nähe erreicht werden, die zumindest dahingehend wirkt, die Motivation anzukurbeln oder aufrecht zu erhalten.

Ausdauer wird ebenso anzusteuern sein, wobei Holzarbeiten zwar auch monoton wirken können, jedoch ein solcher Effekt meist später auftritt als bei mancher anderen Technik .

Seltener verführt das Holz zu unkontrolliertem Handeln, jedoch können sehr grobe Arbeiten verwendet werden, um Patienten mit einem übermäßigen Tatendrang zum Ausagieren zu verhelfen (das ich in Bezug auf Aggressivität ja nicht für richtig halte).

Kontraindikationen

Holzarbeiten sind therapeutisch nicht anwendbar bei Kindern bis zum Schulalter. Danach werden einfache Schnitzarbeiten, Schleifen vor allem von Weichholz möglich sein, andere Aufgaben ergeben sich mit steigendem Alter und Fähigkeiten.

In anderen Gebieten, wie bei Handerkrankungen, kann Holzarbeit wie beschrieben entweder kontraindiziert sein oder Adaptationen erforderlich machen. Auch bei Verletzungen in diesem Bereich verbietet sich der Einsatz solcher Aufgaben, wenn noch offene Wunden, Nähte bestehen.

Da der tatsächliche Krafteinsatz sich recht unpräzise bestimmen und kontrollieren läßt, sollte man in der Arbeit mit Rheumatikern von dieser Technik absehen, denen im allgemeinen das Halten der Werkzeuge ohnehin beschwerlich ist.

Der entstehende Holzstaub ist problematisch bei Patienten, die darauf erhöht empfindsam reagieren. Durch Absaugvorrichtungen und Mundschutz (im Handel sind sehr effektive Atemmasken erhältlich) ist dieses Problem allerdings recht gut zu lösen. Das gilt auch für die Augen, die bei Empfindsamkeit der Schleimhäute meist ebenfalls reagieren.

Unkontrolliertes Zittern, unkoordinierte Bewegungen u.ä. sollte innerhalb der Holztechnik jene Arbeiten verbieten, die eine Verletzungsgefahr zeigen. Auf die Tätigkeit mit entsprechenden Werkzeugen wird dann besser verzichtet oder durch den Therapeuten Hilfe bei der Führung des Werkzeugs geleistet.

Organisatorischer Aufwand

Schnitzarbeiten sind mobil, spontan einzurichten und benötigen keine Vorbereitungszeit, nicht einmal unverzichtbar einen speziellen Arbeitsplatz (das heißt aber nicht, daß mit scharfem Messer und Werkstück auf den Knien gearbeitet werden darf!).
Ebenso sind Laubsägearbeiten relativ flexibel einzusetzen.
Im übrigen sind Holzarbeiten meist an einen dafür vorgesehenen Platz gebunden, in erster Linie wegen der anfallenden Abfälle, des Lärms und des benötigten Werkzeugs. Auch ist das Material doch so gewichtig, daß es sich nicht sonderlich zum Herumtragen eignet.
Bestimmte Arbeiten können jedoch gut im Freien durchgeführt werden.

Geht man davon aus, daß ein fest eingerichteter Platz vorhanden ist und längere Vorplanungen seltener sind, so ist der organisatorische Aufwand doch gering.
In diesem Fall müssen keine Werkzeuge bereitgestellt werden, Vorbereitung und Durchführung erfolgen im Verlauf der Therapieeinheit.In Einzeltherapie wird das Nachbereiten ebenso kein Problem darstellen.

Anpassungen

In erster Linie kann das Werkzeug den therapeutischen Wünschen entsprechend adaptiert werden.
Angepaßt werden können zudem die Anforderungen (Wahl der Aufgabe, des Holzes) und die Einrichtung des Arbeitsplatzes.
Dadurch, daß das Holz für viele Tätigkeiten fixiert werden kann, ist eine Anbringung in verschiedenen Höhen und Schräglagen möglich, so daß die Bewegungsrichtung gut vorherbestimmt werden kann.
Es sollten aber keine Ansprüche gestellt werden, die dem Charakter der Werktechnik vollends widersprechen.

Bemerkungen zur Technik Holz:

Entsprechend dem Materialcharakter und den Aufgabenstellungen ist Holzarbeit eine der vielseitigsten Techniken, sowohl in den funktionellen Ansprüchen als auch in der geistigen und emotionalen Förderung. Leichte, separate Einzelbeübungen sind ebenso möglich wie komplexe Aufgaben mit unterschiedlichsten Arbeitsaspekten. Die Anforderungen sind leicht (Oberflächenbearbeitung) bis schwer (körperlich: Sägen harten Holzes, Behauen, geistig: komplizierte Aufgaben). Der Aufwand ist nicht unbedingt hoch, aber ein fester Arbeitsplatz - außer beim Schnitzen - sollte für Holzbearbeitung zur Verfügung stehen.
Gruppen-geeignet : nur unter bestimmten Arrangements.

2.8. Kneten/Formen

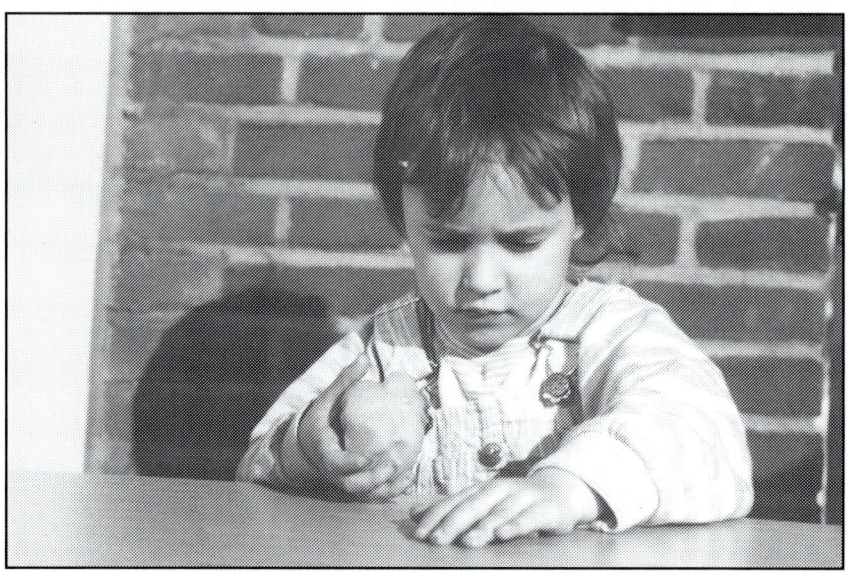

Über die Werktechnik

Das Kneten und Formen wird in erster Linie und überwiegend mit den Händen vollführt. Als Werktechnik wird hier gelten das figürliche Arbeiten mit Knetmasse (etwa Wachsknete) oder mit Ton, sowie mit Kunstmaterialien (Colorplast, Fimo).
Dabei entstehen aus der Phantasie heraus gestaltete Dinge, die für den Moment gearbeitet (Wachs) oder für den dauerhaften Bedarf gemacht (Ton) sein können.
Erst in zweiter Linie entstehen auch Gebrauchsgegenstände. Diese Aussage mag irritieren, da Ton wohl meist für praktische Bedarfsgegenstände benützt wird, wofür er sich auch vorzüglich eignet. Nur liegt ein Hauptaspekt auf kreativen Momenten, denn wie bei kaum einer anderen Technik werden hier geistige Vorstellungen direkt über die Hände umgesetzt und der Prozeß wirklich fühlbar.

Soweit über diese Überlegungen hinaus andere Aspekte gelten, sind diese in dem Abschnitt Tonarbeiten (2.18) angesprochen. Dort ist inhaltlich die planerische Seite berücksichtigt.

Das Anpassen des Knetmaterials an die eigenen Vorstellungen ist ein Bedürfnis, das durch vorgefertigte, perfektionierte und konfektionierte Dinge (vor allem in Porzellan oder Keramik) stark verdrängt wurde, so daß der Wert der Technik einen sehr geringen Stellenwert besitzt und der inhaltliche, formgeberische Sinn erst wiederentdeckt werden muß.

Die Faszination beginnt bereits (für Kinder) da, wo aus einer Kugel eine Wurst/Schlange entsteht, und findet Höhepunkte in der künstlerischen Gestaltung.

Gebrauchsgegenstände unterliegen auch diesen Gesichtspunkten, jedoch kommt hier die strengere Vorgabe an Form und Funktion hinzu, so daß das Spielerische, Zwanglose, Zufällige weit zurücksteht.

So würde ich den Umgang mit dem Material, vor allem das Fühlen, als wesentlichstes Merkmal der Technik ansehen, darauf basierend die Verwirklichung von Figuren, Schmuckgegenständen und Gebrauchsgegenständen.
Dies ist auch der Grund, warum natürliche Materialien für die Tätigkeit des Formens an allererster Stelle stehen und künstliche Materialien eher funktioneller Zielsetzung dienen.
Bevorzugt werden also Ton und Wachs, neuere natürliche Zusammensetzungen (auf Salzteigbasis) sind ebenfalls sehr angenehm.

Wichtigste Arbeitsinhalte

Hier ist nur zu nennen das Kneten selbst (das ja nicht zwangsläufig ein Ergebnis haben muß). Erst bei Herstellung von Gegenständen (Schildern, Broschen, Schalen vornehmlich mit Ton) kommen weitere Arbeitsschritte und Werkzeuge hinzu (Zusammenfügen, Oberflächenbearbeitung).

Körperliche Förderung

Die körperliche Förderung bezieht sich ganz vorrangig auf die Feinmotorik. Ohne sie ist das Kneten nicht durchführbar, aber eine verminderte (gestörte) Feinmotorik kann durch das Kneten gebessert werden.
Dies betrifft die Beweglichkeit ebenso wie die Geschicklichkeit, und in besonderem Maße auch die Sensibilität, die in diesem Fall nicht losgelöst betrachtet werden darf.

Die Handkraft wird erhalten und möglicherweise gesteigert - das hängt vom Material und der Vorgehensweise ab - es kann auch der ganze Oberkörper einbezogen werden (zum Beispiel durch Ausrollen).

Die Funktion der Hand wird allgemein angesprochen, und die Hand wird sich beim Kneten physiologisch verhalten, also spontan alle Bewegungen machen, die erreichbar sind.
Bei Funktionsausfällen allerdings ist eine sehr gezielte Bewegung notwendig, das heißt es wird achsengerecht, zielgerichtet und kraftdosiert gearbeitet.
Das Kneten verliert dabei zumindest zum Teil seine eingangs beschriebenen Eigenheiten, vor allem die kreativen Elemente.
Doch läßt sich hierbei systematisch vorgehen, alle unerwünschten Faktoren können vermieden oder stark reduziert werden.
Durch die Materialwahl können die therapeutischen Anforderungen gesteuert werden. So vermindert eine sehr weiche Knetmasse den Drang zu hoher Kraftentwicklung (der häufig eine Schwierigkeit darstellt).
Wenn das Kneten funktionell eingesetzt wird, muß es nicht das Formen beinhalten. Dann können auch Paraffin, therapeutische Knetmasse eingesetzt werden.

Die Knetmasse gibt immer einen Widerstand und damit Halt in der Hand, so daß manche Bewegungen leichter durchzuführen sind. Die Gelenke werden somit unterstützt, und auch subjektiv wird die Bewegung mit Knetmasse oft als leichter empfunden als die gleiche Bewegung ohne.

Wenn Verkrampfungen oder (bei Rheumatikern) Fehlstellungen zu erwarten sind, muß das Kneten ganz besonders der therapeutischen Aufsicht unterliegen. Knetübungen sollten dann als "Hausaufgabe" nicht vorgeschlagen werden.

Im allgemeinen ist es nicht sehr sinnvoll, die Finger einzeln zu beüben, sondern sie sollten in ihrer natürlichen Gesamtheit (Finger 2-5) gefördert werden. Die Übungen sind effektiver, wenn dynamisch (Beugung-Streckung) gearbeitet wird. Das maximale Bewegungsausmaß muß aber nicht jedesmal erreicht werden.
Das manchmal verfolgte Prinzip der Traktion oder der passiven Beugung (zur Dehnung von Sehnen und Narben akzeptabel) führt leicht zu einer empfindlichen Reaktion der Gelenke und zu einer Verkrampfung des Patienten, auch nützt es nicht dauerhaft. Insofern sollte mit den

Knetübungen die aktive Bewegung gesteigert werden. Diese Steigerung ist deswegen beim Kneten gut möglich, weil der Patient unwillkürlich Bewegungen macht, die er nicht für möglich hielt und auf verbale Aufforderung hin vielleicht auch nicht machen kann.
Hier ist der Zusammenhang zwischen Psyche und Körper deutlich zu sehen, so daß im funktionellen Einsatz des Knetens Ablenkung von der Einzelbewegung die therapeutischen Ziele begünstigt, da bei vielen Handproblemen die Beteiligung psychischer Faktoren beobachtbar ist.

Die Beübung von Ellbogen und Schulter, bei entsprechendem Einsatz auch des Rumpfes, sei noch erwähnt. Geeignet ist jedoch am besten therapeutische Knetmasse, die sich mit weit ausholenden Bewegungen in kleine Portionen zerteilen läßt.
Der bevorzugte Bereich jedoch für Kneten und Formen ist die Feinmotorik.

Geistige Förderung

Ausgeklammert werden müssen die genannten Materialien, die rein funktionelle Anwendung finden.

Doch wegen der genannten engen Verbindung von Geist/Psyche zur Hand eignen sich Knetmaterialien hervorragend , auch in früheren Entwicklungsstufen, zum Training geistiger Funktionen. Im Kindesalter ist das Formen wesentlicher Bestandteil des Erkennens, "Begreifens", der Wahrnehmung. Der Zugang zu Erkenntnissen wird über das Greifen erreicht, das einmal dem Fühlen dient, dann aber auch geistige Qualitäten anspricht.So ist zunächst festzustellen, welche Beschaffenheit die Materialien haben (Brei, Matsch, Lehm). Diese Kenntnis führt zur eigentlichen geistigen Tätigkeit, diese Dinge zu gestalten - mit eigenen Händen zu gestalten. Ob es nun das Anhäufen von Kartoffelbrei zu einem Berg ist, das vielfache Gestalten von nassem Sand oder das feinere Modellieren von Wachsknete - es werden Erfahrungen gemacht, die wesentlich auch geistige Förderung beinhalten.

Notwendig ist aber auch die Rückwandlung und damit die Wiederholbarkeit einer Formgebung. Ebenfalls bei kleinen Kindern ist die Destruktion zunächst vorrangig, dann ebenbürtig der Konstruktion, weil einerseits der Vorgang des Formens durch die Wiederholungen verständlich wird, andererseits aber auch Ziele erlernt werden (es ist ja nicht selbstverständlich, daß jedesmal eine Wurst oder eine Kugel ent-

steht, die notwendigen Bewegungen müssen erfühlt werden).
Entsprechendes ist in der Behandlung eines geistig reduzierten Erwachsenen zu beachten.

Im Vordergrund steht das Abstraktionsvermögen, die Vorstellungskraft in Verbindung mit der Auffassungsgabe und der Merkfähigkeit.
Die Konzentration wird gesteigert. Ohnehin entwickelt der Patient beim Kneten erhöhte Aufmerksamkeit.
Die Fähigkeit des Erkennens wird unterstützt.

Emotionale Förderung

Die Auseinandersetzung mit dem Knetmaterial (in diesem Einsatzgebiet nur formbares Material Wachsknete, Ton, Salzteig) fordert heraus und verlangt ein Agieren. In diesem Sinne finden emotionale Förderungen statt. Diese können erschwert werden dadurch, daß beim Formen immer etwas von der Person preisgegeben wird, und zwar etwas wirklich persönliches, etwas das nicht "Auftragsarbeit" ist (wie etwa ein Webstück, bei dem Größe, Farben, Ergebnis vorbestimmt sein können). Selbst wenn Vorgaben erfolgen, bleibt subjektiv dieses Empfinden erhalten.
Nirgends wird direkter der Gedanke in Form umgesetzt, auch nicht beim Malen, wo immerhin noch der Pinsel Distanz schaffen kann.
So findet zwangsläufig eine Auseinandersetzung mit dem Material statt.
Aber es muß die Angst überwunden werden, aus einer Masse etwas herzustellen, etwas in den Raum hinein zu formen, was von einem selbst stammt, was vielleicht sogar etwas von seinem Innern erzählt.
Das kann eine Hürde sein, aber in hohem Maße auch den therapeutischen Weg darstellen. Es kann sogar bei manchen Patienten leichter sein, diese Ausdrucksmöglichkeit zu nutzen als die verbale.

Daß Phantasie und Kreativität entstehen, ist ein erwünschter Effekt. Entscheidungsfähigkeit und damit verbunden Überwindung innerer Hemmungen sind erforderlich, um die Form zu verwirklichen. Es ergibt sich eine Verbundenheit mit dem Thema, sowie Konzentration.

Wege zu therapeutischen Zielen gibt es mehrere. Es kann verlangt werden, sehr einfache Formen zu machen aus Wachsknete, die ja während des Entstehungsprozesses und danach wieder auflösbar sind. Hier besteht kein Zwang zu einem Ergebnis. So kann auch sehr spielerisch mit der Aufgabe umgegangen werden. Auch Ton kann so verwendet werden, doch fordert dieses Material mehr zu bleibenden Dingen auf, also zu Dingen, die man als Dekoration oder praktischen Gegenstand ansieht. Dann ist natürlich ein Teil der Aufgabenstellung, sehr zielgerichtet und mit Sorgfalt vorzugehen.

Es wird mit dieser Technik ein direkter Draht von der Vorstellungswelt zur Realität geschaffen. Überwindung kostet es, Akzeptanz zu schaffen dafür, daß "man etwas darstellt". Hiermit haben vor allem Patienten mit minderer Einschätzung der Person Probleme. Da sie sich selbst gering schätzen, mögen sie auch ungern etwas selbst schaffen. Über diese Technik können solche (teilweise gewaltigen) Hemmschwellen angegangen werden, als Therapeut führt man aber einen Kampf gegen manchmal enorme Ängste.

Aber nicht immer sind diese Schwierigkeiten dermaßen gravierend. Augenmerk sollte darauf gerichtet sein, daß körperliche Schwierigkeiten psychisch überlagert sein können.
So kann das figürliche Kneten helfen, Fehleinschätzungen des Körperschemas zu erkennen und zu behandeln, also Sinn für diese Dinge zu entwickeln.

Zwei Wege sind beim Kneten gangbar, die man nach der individuellen Situation bestimmen muß:
Entweder wird das Ergebnis völlig offen gelassen und nach und nach werden konkretere Vorstellungen entwickelt, oder es wird mit strikten Vorgaben gearbeitet und zum freien Arbeiten hingeführt.
Letzteres ist etwa dann notwendig, wenn improvisierte Ergebnisse nicht anerkannt und als mißglückt betrachtet werden.
Das Erfühlen von Entstehungsprozessen in kleinen Schritten ist, wenn angebracht, erlebnisreicher, macht Erfahrungen intensiver fühlbar.

Kontraindikationen

Kneten und Formen läßt sich mit allen Altersstufen ab ca. 3 Jahren durchführen (davor höchstens Materialerfahrung).
Offene Wunden oder akuter Rheumatismus verhindern die Anwendung, allergische Hautprobleme erfordern nicht Verzicht auf das Formen, sondern lediglich eine Wahl günstigerer Masse.
Ein Aversion gegen die Masse verlangt die Entscheidung, ob dieses Problem behutsam behandelt wird oder ob eine andere Technik zur Anwendung kommt.

Spastik wird meist zur Kontraindikation führen, da der Reiz auf die Handflächen verstärkend auf die Spastiken wirkt.

Organisatorischer Aufwand

Kneten und Formen ist sehr leicht einzusetzen und daher schnell und fast überall anzuwenden.Es benötigt keine Vorbereitung - sofern nicht mit Ton gearbeitet wird- und minimalen Platz.
Auch kürzere Therapieeinheiten sind gut durchzuführen, da sich der Vorgang schnell abbrechen läßt. Ausnahme wiederum Ton, der vor dem Austrocknen sorgfältig geschützt werden muß.

Insofern kann auch mit Bettlägerigen und eventuell mit stark Sehbehinderten gearbeitet werden. Hier kann allerdings auch eine Kunstmasse, die an der Luft trocknet oder niedrigtemperaturig gebrannt wird (Backofen) als Kompromiß akzeptiert werden.

Anpassungen

Nur über das Material selbst kann eine Anpassung an die Bedürfnisse erfolgen.
Werkzeug ist grundsätzlich nicht erforderlich, kann aber benutzt werden und ist dann auch adaptierbar, wobei zu überlegen ist, ob der Sinn der Technik erhalten bleibt, wenn etwa nur ausgerollt oder mit Hilfe adaptierter Werkzeuge verziert wird.

Sonst bleibt die Adaptierbarkeit in der Beschaffenheit und der Stärke (Widerstand) des Materials.

Bemerkungen zur Technik Kneten:

Der Einsatzbereich ist auch funktionell (feinmotorisch), besonders treten aber formgeberische Inhalte hervor, das wirkliche Ausdrücken, Sichtbarmachen von Gefühlen, so daß sehr stark emotionale Förderungsmöglichkeiten angesprochen werden (ohne die "Endgültigkeit" eines festen Produktes).
Die Anforderungen sind leicht.
Der Aufwand ist gering, Kneten ist spontan einsetzbar.
Gruppen-geeignet : gut.

2.9. Knüpfen

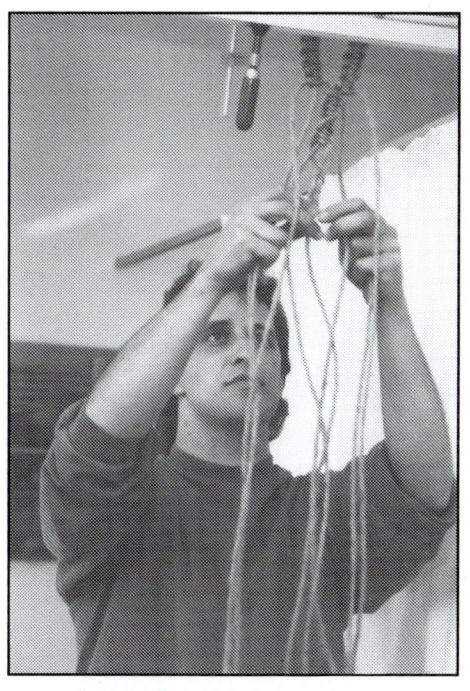

Über die Werktechnik

Das Knüpfen (Makramee) ist ein Vorgang, bei dem das Material mit Knoten in eine gewünschte Form gebracht wird. Es wird mit diversen Garnen gearbeitet, doch können auch naturbelassene Materialien genommen werden, etwa Maisblätter. Dann aber ist die Technik anders charakterisiert und unterliegt anderen Aspekten.

Insofern bezieht sich das Besprochene auf Materialien wie Jute, Hanf usw., in erster Linie grobes und eventuell auch feines Garn.

Herzustellen sind vor allem Dekorationsgegenstände, aber auch Dinge für den praktischen Gebrauch (Taschen, Blumenampeln bis zur Hängematte).

Verwendet werden nur wenige Knoten, so daß das Erlernen der Technik relativ einfach ist. Das Knüpfen ist mit 2-4 Grundknoten durchzuführen. Sofern man sich in die auf seemännischer Tradition beruhende Fancywork vertieft, wird man auf eine Vielzahl von Gebrauchs- und Zierknoten stoßen.

Die Knüpftechnik lebt durch ihre feste Struktur und einen ebenso festen Arbeitsrhythmus, der fast zwangsläufig entsteht.

Das Material fühlt sich , wenn nicht mit Baumwolle geknüpft wird, zumeist etwas steif und rauh an, ist also nicht gerade anschmiegsam.

Da mit mehreren Fäden geknüpft wird, ist räumliches Vorstellungsvermögen erforderlich, um diese Technik durchzuführen.

> *Wichtigste Arbeitsinhalte:*
>
> *Ausmessen ∗ Zuschneiden des Materials ∗ Knüpfarbeit.*
>
> *Das Fertigstellen ist dem Knüpfen zugeordnet (also keine eigenständige Technik), beinhalten kann es einen Abschlußknoten, Abschneiden der Enden, ausfransen (auskämmen).*

Körperliche Förderung

Wesentliche Merkmale des Knüpfens bestehen in differenzierter Anforderung an die Feinmotorik, entsprechend der Materiallänge in größeren Bewegungen der oberen Körperhälfte (v.a. Schulter). Die Materialbeschaffenheit wirkt permanent auf die Sensibilität.

Gerade wenn es darum geht, Bewegungen in den Fingern und im Handgelenk zu verbessern (bestimmte Voraussetzungen müssen bereits vorhanden sein), ist das Knüpfen einsetzbar. Immer sind es gekoppelte Bewegungen, die notwendig sind, so ein Spitzgriff, Drehung und Beugung im Handgelenk. Die andere Hand deutet mit der Haltefunktion meist einen Faustschluß an, dabei ist ein Wechsel beider Hände zwischen aktiv und semiaktiv (kaum rein passiv) fast selbstverständlich, so daß durchaus reziprok gearbeitet wird.
Der Kraftaufwand wird gesteuert durch Anforderungen bezüglich der Festigkeit des Gewebes. Die Bewegungsrichtungen entstehen hauptsächlich aufgrund der Knotenart und Plazierung des Werkstücks. Fehlstellungen müssen von vornherein korrigiert werden, sie entstehen leicht durch Unsicherheit in der Eingewöhnungszeit der neuen Technik und durch sehr starke Konzentration auf den Ablauf.

Es kann - besonders bei größeren Stücken - sehr viel in der aufrechten Stellung gearbeitet werden. So dient das Knüpfen dazu, die Rumpfhaltung zu verbessern und wirkt einer Kyphosierung entgegen, aber auch allgemeiner Haltungsschwäche.
Das Durchziehen der Fäden kann wesentlich mit Ellbogenstreckung erfolgen, sonst aber bei gebeugtem Ellbogen mit der Schulter, so daß der Behandlungsschwerpunkt wahlweise hier oder dort gesetzt werden kann.

Ein Sensibilitätstraining bezieht sich auf die Fingerspitzen, die Handfläche selbst bleibt von Beanspruchung weitgehend frei.

Geistige Förderung

Zum Verständnis des Knüpfvorgangs ist ein bestimmtes Maß an Vorstellungsvermögen (besonders räumlich) vonnöten.
Es kann an diese geistige Leistung herangeführt werden durch einfache Knoten an einem Faden, deren Ablauf aber erst vollkommen verstanden werden muß, um darauf aufbauen zu können. Auch an die abstrakte Vorstellung des zu fertigenden Gebildes kann schrittweise herangeführt werden.

Ein Zierknoten kann ein recht komplexes Gebilde sein , zumal wenn mehrere Fäden verknüpft werden, und das Drüber-Hinter-Durchstecken verlangt eine höhere Auffassungsgabe und Merkfähigkeit.
Hierbei muß noch nicht einmal das entstehende Gebilde als abstrakte Vorstellung bestehen, allein die Aufgabe eines Knotens zu lösen, verlangt hohe Aufmerksamkeit und Konzentration, fördert also auch die Vigilität (Wachheit).

Dabei sind die zwangsläufig sehr häufigen Wiederholungen unterstützend, wenn ein Lernprozeß ablaufen soll, welcher in der geistig ausgerichteten Therapie ja immer erwünscht ist.
Der Knüpfvorgang ist auf Dauer körperlich wie geistig etwas ermüdend und wirkt unter Umständen stupide. Durch die Gestaltung der Aufgabe und der therapeutischen Einheit sollte solch ein Effekt aufgehoben werden, bei Belastungserprobung und -steigerung kann er dagegen bewußt eingesetzt werden.

Emotionale Förderung

Wie im geistigen Bereich hilft hier zur Therapie der emotionalen Fähigkeiten die sehr feste Struktur der Technik. Zunächst einmal ist der Anteil an Kreativität, Äußerungswillen, Entscheidungsfähigkeit und Selbständigkeit minimal.
Insofern bietet sich die Technik im psychiatrischen Bereich allen Patienten an, die Organisationsprobleme haben, also sich selbst und ihre Umgebung nicht ordnen können.
Eine gefühlsbetonte Bindung zum Material entsteht dabei kaum, es wird wohl eine Distanz aufrechterhalten bleiben, die zu einem sachlichen Verhältnis führt. Zu Überreaktionen, überschwenglichen Verhaltensweisen verführt diese Technik nicht. Es wird höchstens ein Wirrwarr von Fäden produziert (in diesem Fall kleinere Arbeiten anbieten),

ansonsten bietet die Technik wenig Anreiz für Materialschlachten, Ausrasten der Person, Aggressivität. Somit bleibt ein starker Bezug zur Realität erhalten.

Dabei muß der Patient sich mit der Schwierigkeit der Aufgabe auseinandersetzen, die er aber (das setze ich mal voraus) bewältigen kann. Ein solcher Erfolg appelliert an das Selbstwertgefühl, und da ist nicht die Fertigstellung des ganzen Stückes maßgebend, sondern bereits das mehrmalige Gelingen eines Knotens.

Eine sich entwickelnde Kreativität und Eigenständigkeit erfährt in dieser Technik ihre Grenzen, weil ihre Bestandteile klar vorgegeben sind. Eine möglicherweise unrealistische Vorstellung des Patienten führt dann unmittelbar zur Auseinandersetzung mit dem Machbaren.

Unsichere Patienten finden beim Knüpfen Halt, logische Denkfolgen können bestens trainiert werden.

Kontraindikationen

Kontraindikationen sind zu stellen, wenn bei Arthritis in den Händen Schwierigkeiten durch Fehlstellungen entstehen, Bewegungsrichtungen und Kraft nicht kontrolliert ablaufen.
Für Spastiker und Patienten mit unkontrolliert ablaufenden Bewegungen ist die Technik nicht geeignet.
Kinder unter Schulalter (7 Jahre) sollten mit dieser Technik auch nicht beschäftigt werden, es sind allerdings kleinere Flechtarbeiten (mit dünnen Fäden) ab ca. 5-6 Jahren möglich, nur fehlt die Ausdauer für die Vielzahl der Knoten.

Organisatorischer Aufwand

Der organisatorische Aufwand ist sehr überschaubar, das Material wird im allgemeinen vom oder mit dem Patienten zurechtgeschnitten.

Bei Stücken von der Größe Blumenampeln oder mehr werden sehr lange Fäden benötigt, so daß dann viel Platz zur Verfügung stehen muß, auch um ein Verwickeln der Fäden zu vermeiden.

Für kleinere Stücke sind der Arbeitsplatz und das Werkstück schnell hergerichtet.

Anpassungen

Anpassungen, abgesehen vom Arbeitsplatz (Schrägstellung, Hochhängen), sind nicht sinnvoll, da als Werkzeug nur eine Schere in Frage kommt, jedoch auch nur sehr begrenzt benutzt wird im Vergleich zum Knüpfen selbst.

Bemerkungen zur Technik Knüpfen:

Funktionelle Gesichtspunkte liegen in der Feinmotorik, bei größeren Stücken in der Grobmotorik und u.U. in der Rumpfaufrichtung. Geistige und emotionale Förderung ist durch eine relativ feste Struktur und strenge, regelmäßige Wiederholung des einzelnen Arbeitsschrittes günstig.
Die Anforderungen sind körperlich leicht, geistig mittelschwer (räumliches ,logisches Denken).
Der Aufwand ist recht niedrig.
Gruppen-geeignet : nein.

2.10. Leder

Über die Werktechnik

Die verschiedenen Lederarbeiten sind zwar nicht allzu kompliziert, jedoch hat das Material Eigenschaften, die berücksichtigt werden wollen.

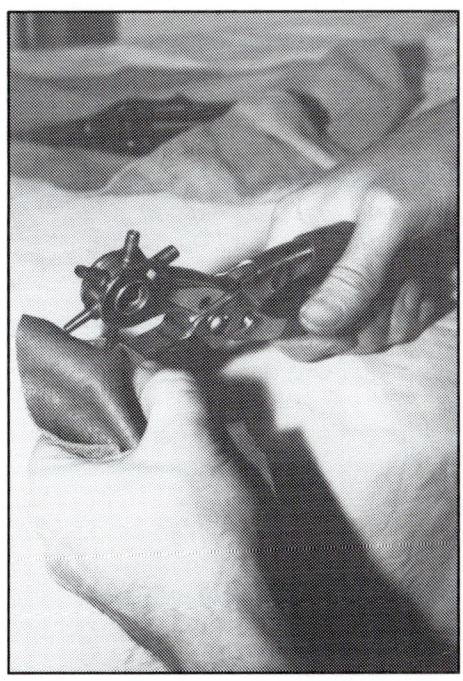

In unserem therapeutischen Arbeiten bewegt sich die Technik in engeren Grenzen, auch was die Größe der Arbeiten betrifft.
Grundsätzlich kann mit vorgefertigtem (zugeschnittenem) Material gearbeitet werden, also mit Stücken, die lediglich mit Zierbändern oder Sattlergarn zusammengefügt werden. Dabei entstehen Ge-

brauchsgegenstände wie Etuis, Buchhüllen usw.

Höhere Anforderungen stellt die Technik, wenn Zuschnitte selbst erfolgen, das Leder direkt vernäht wird oder es zu lochen ist.
Die Anforderungen sind abhängig von dem Umfang der Aufgabe (möglich sind einfache Brillenetuis bis zu Taschen mit Aufsätzen, Einschüben, Verschlüssen) und von der Steifheit des Materials.

Leder kann reliefartig an der Oberfläche verziert werden (punzen), eignet sich darüberhinaus aber kaum für rein dekorative Zwecke (abgesehen von bildlichen Applikationen).
Daher soll man das Ziel vor Auge haben, daß die Arbeit zu einem ansprechenden, gebrauchsfähigen Gegenstand führt. Ist das nicht zu erreichen, wird auch die Technik selbst keine Freude bereiten.

Man sollte darauf achten, daß steifes Leder zwar schwerer zu verarbeiten ist, weiches aber beim Nähen sehr leicht wellt und auf diese Weise die Arbeit erschwert.

Das Leder ist wohl deswegen keine besonders bevorzugte Werktechnik, weil die sehr einfachen Arbeiten kein attraktives Ergebnis bringen, während sehr schöne Dinge eine aufwendige Arbeitsweise und Sorgfalt voraussetzen, die im therapeutischen Bereich seltener erzielt wird.

Wichtigste Arbeitsinhalte:

*Entwurf *Zuschneiden * Vernähen * Verkleben * Lochen (auch Vorlochen für Ziernähte). Oberflächenbehandlung: Punzen * Brennen.*

Körperliche Förderung

Aufgeschlüsselt nach den einzelnen Ledertechniken ist die körperliche Förderung zu betrachten.

Es sind bei Lederarbeiten bereits recht hohe Anforderungen vorausgesetzt. Die Beübung betrifft ganz vorrangig die Feinmotorik und dort die Kraft (statuserhaltend oder steigernd). Die Förderung der reinen Gelenkigkeit ist bei Ziernähten noch gegeben, ansonsten wird sie aber durch den hohen Kraftaufwand reduziert.

Die feinsten Anforderungen an die Feinmotorik sind bei Ziernähten und beim Arbeiten mit der Nadel gegeben (koordinierte Bewegungen, Bewegungsausmaß, Sensibilität), der Kraftaufwand für das Durchstechen der Nadel ist aber recht erheblich und führt leicht zur Verkrampfung, auch wenn spezielle Ledernadeln verwendet werden.

Mit dem Vorlochen (für Ziernähte mit Lederbändern Bedingung, sonst zur Erleichterung des feinmotorischen Trainings) wird der Faustschluß geübt. Die Lochzange selbst bietet einen hohen Widerstand, das Material erhöht die Summe des Kraftbedarfs. Hier ist zunächst festzustellen, ob diese Kraft vom Patienten aufzubringen ist und auf der Basis das Üben des Faustschlusses sinnvoll erscheint. Ist dies der Fall, ist die durch die Zange vorbestimmte Bewegung optimal.

Das Schneiden von Leder erfolgt eher mit dem Messer als mit der Schere, so daß die Bewegung mehr das Handgelenk betrifft und auch dabei ein stärkerer Kraftaufwand notwendig wird.

Bewegungen in der Schulter und im Ellbogen sind mit durchzuführen, erfahren aber kein raumergreifendes Ausmaß.

Beachtet werden muß die Rumpfhaltung, da eine vorgeneigte Haltung durch die Arbeit begünstigt wird, aber die Technik eignet sich nicht für eine gezielte Indikationsstellung im Bereich Rücken/Hüfte.
Statische Stellungen und damit Verkrampfung der Schulter sollen vermieden werden.

Geistige Förderung

Das Versehen oder Zusammenfügen mit Leder- oder Kunststoffbändern (Ziernähte) ist die, auch geistig, einfachste Möglichkeit der Lederarbeit, die dementsprechend als Ausgangspunkt im Umgang mit Leder dienen kann. Nicht nur um einem niedrigeren geistigen Niveau gerecht zu werden, sondern auch, um einen Einstieg in den Umgang mit dem Material zu finden, auf dem dann des Weiteren aufgebaut werden kann. Das Flechten mit Lederbändern ist ebenfalls recht einfach. Bei dieser Flechtmöglichkeit wird ein Stück Leder mit Einschnitten versehen, durch die die Bändchen dann gezogen werden. Das Einschneiden mit dem Messer erfordert zwar höhere Konzentration und Genauigkeit, kann aber durch den Therapeuten zunächst übernommen werden, wenn es durch den Patienten nicht zu bewältigen ist.

Alle weiteren Lederarbeiten erhöhen den geistigen Anspruch. Die Arbeitsschritte selbst bleiben dann zwar gleich, sofern sie beherrscht werden (Zuschnitt, Lochen, Nähen, evtll. Vorstechen mit der Ahle, Schaben, Falzen), doch der Anspruch ergibt sich sowohl durch den Entwurf (der bereits gutes abstraktes Denken voraussetzt) als auch durch den Umfang der Arbeit, mit dem die Forderung nach Genauigkeit, folgerichtigem Vorgehen, Sorgfalt, Konzentration steigt. Ein systematisches Arbeiten mit dem Einrichten von Ordnungsprinzipien ist Voraussetzung für das Gelingen und kann an dieser Arbeit Schritt für Schritt geübt werden.

Dabei kann durchaus der räumliche Rahmen eng gesteckt sein, erst bei Taschen mit vielen Aufsätzen u.ä. entsteht ein Platzbedarf für die zugeschnittenen (und womöglich unterschiedlich großen) Teile, die dann noch gekennzeichnet werden.

Es muß dem Therapeuten bewußt sein, daß zumeist mit Werkzeugen gearbeitet wird, die eine Verletzungsgefahr bieten, vor allem das Ledermesser und die Ahle, so daß der Umgang mit ihnen schon Vernunft, Ruhe und Verantwortungsbewußtsein beim Patienten verlangt. Ist man sich als Therapeut in dieser Beziehung bei einem Patienten unsicher, wird man den Umgang mit den Werkzeugen erst genauestens besprechen und beüben und die Aufsicht sehr eng führen, bis der Patient mehr und mehr verselbständigt wird.
Diese Selbständigkeit, das Verstehen der Gefahren ist ein Lernziel, das mit dieser Technik verfolgt werden kann.

Emotionale Förderung

Die Lederarbeiten wirken eingrenzend. Gegenstand der emotionalen Förderung ist, die Psyche so zu stabilisieren, daß ein sinnvolles, eigenständiges und verantwortungsvolles Handeln erreicht wird.
Die Organisation einer etwas umfangreicheren Arbeit wird nicht möglich sein, wenn die Ich-Organisation fehlt, wenn der Patient keine Handlungsfähigkeit besitzt.

Ebenso wie bei der geistigen Förderung muß der emotional gestörte Patient zunächst den Umgang mit Material und Werkzeug erlernen. Neigt er zur Laxheit, Überschwenglichkeit usw., ist dieser Punkt ganz besonders zu beachten.
Auf der Ebene der Material- und Werkzeugerkundung wird dann sein

70

emotionales Engagement gefördert, das heißt mit kurzen Arbeitsinhalten wird er gefordert, aus seiner psychotischen Abgeschlossenheit herauszukommen. In wachsendem Umfang werden die gesunden Anteile angesprochen. Das gilt etwa auch für depersonalisierte Patienten (z.B. im Suchtbereich), bei denen Rückzugstendenzen ausgeprägt sind.

In solchen Fällen ist es gut möglich, noch keine umfangreicheren Arbeiten ausführen zu lassen, es kann schon das Zusammennähen zweier Lederteile genügen. Aber es müssen Steigerungsmöglichkeiten (zu Beginn vor allem zeitlicher Art) gegeben sein und auch eingefordert werden, das heißt es wird nicht zugelassen, daß tagelang nur 10 Minuten mit dieser Arbeit verbracht werden.

Das Leder unterstützt mit seinem festen Materialcharakter deutliche, starke Anforderungen. Die Motivation kann gefördert werden, wenn sich die Aufgabenstellung mit einer, dem Zustand angepaßten, Zeiteinheit begnügt, innerhalb derer ein Erfolg sichtbar wird.

Kontraindikationen

Im Falle von Tremor sollte diese Technik nicht angewendet werden, das gilt für Intentionstremor ebenso wie für Ruhetremor.
Auch Spastiken sind ein Hinderungsgrund.
Soll Kraftaufwand vermieden werden (Arthritis, Arthrose, Myopathien), ist das Arbeiten mit Leder ungeeignet.
Etwas größere Kinder können mit Lederriemchen arbeiten, doch ist der therapeutische Nutzen in diesem Einsatzbereich sehr kritisch zu untersuchen.
In der Psychiatrie muß vor allem bei unkontrollierbaren Patienten die Einsatzmöglichkeit geprüft werden, was nicht generell zum Verzicht führen muß, aber die Gefährlichkeit der Werkzeuge kann zumindest Einzeltherapie zur Voraussetzung machen.

Organisatorischer Aufwand

Der Platzbedarf ist nicht sehr groß, doch soll ein bequemes, nicht eingeengtes Arbeiten (einschließlich Ablage) möglich sein. Die eigentlich selbstverständlichen guten Lichtverhältnisse müssen hier besonders beachtet werden, da genaues Arbeiten sonst erschwert ist.

Bereitstellung von Material und Werkzeug ist im Umfang gering. Man

muß davon ausgehen, daß die Technik nicht unbedingt mobil eingesetzt wird, da ein fester Arbeitsplatz mit Schneidunterlage vorhanden
sein muß.

Insgesamt ist der Aufwand für diese Technik als niedrig einzustufen.

Anpassungen

Der Arbeitsplatz kann leicht geneigt sein, um einer dauerhaften Rumpf-
beugung entgegenzuwirken. Vor allem beim Schneiden muß die feste
Lage des Materials gewährleistet sein (bei kleineren Stücken durch
das Stahllineal zu unterstützen). Ist dies nicht der Fall, vielleicht bei
größeren Stücken, kann durch das zusätzliche Halten des Materials
Unsicherheit hervorgerufen werden. Dann muß die Auflagefäche waagerecht sein.

Werkzeuganpassungen sind selten sinnvoll, da vor allem im Umgang
mit Messer, Ahle und Nadel die Greiffunktionen recht gut sein müssen,
so daß dann Adaptationen nicht möglich sind. Auch wenn bei Sensibilitätsstörungen eine dickere Nadel besser zu führen ist, wird der Einsatz
erschwert, da sie schlechter durchs Material geht, zudem wird solch
eine Voraussetzung eher zur Kontraindikation führen.

Mit einer adaptierten Schere kann gearbeitet werden, doch sind präzise
Schnitte schwerer.

Eine Steigerungsmöglichkeit über das Material ist rein theoretischer
Natur, da es zu wenig Nuancen gibt, und auch bei weichem Leder die
Anforderungen nicht als gering einzustufen sind.

Bemerkungen zur Technik Leder:

*Der Einsatzbereich ist überwiegend funktionell, sowohl Fein-
motorik als auch Grobmotorik sind angesprochen.*
*Im geistigen und emotionalen Einsatz kommt zur Geltung,
daß relativ strenge Vorgaben durch das Material erfolgen.*
*Die Anforderungen sind mittelschwer bis schwer, je nach
Aufgabenstellung.*
Der Aufwand ist niedrig.
Gruppen-geeignet : kaum.

2.11. Malen

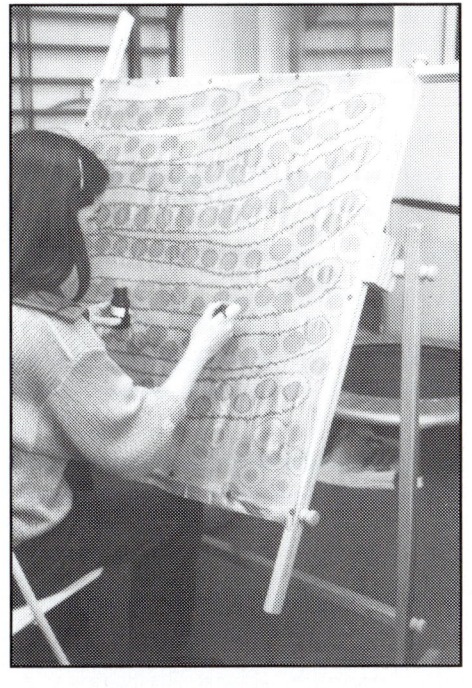

Mit Malen ist das Umgehen mit Farben gemeint, das im allgemeinen mit Pinseln als Hilfsmitteln arbeitet , doch auch (bei Fingerfarben) ohne diese auskommt oder Farbstifte verwendet.

Von daher ist Malen zwar ein Teil des bildnerischen Gestaltens (das auch noch Collagen, formerisches Arbeiten usw. beinhaltet), muß aber von seiner spezifischen Eigenart her separat betrachtet werden.

Im Gegensatz zu eingrenzenden Techniken bewirkt Malen nahezu das Gegenteil.

Es fordert zur Darstellung heraus und somit zur Offenbarung von Gedanken, Vorstellungen usw. Dabei verlangt es bei konkreten Entwürfen zwar auch einiges an Geschick, doch ist dies nicht die vorrangige Aufgabe des Malens.

Die erste - und fast möchte ich meinen wichtigste- Stufe des Malens ist die Technik selbst, sozusagen das Abenteuer, mit Farben umzugehen, ihre Eigenheiten zu erkennen und anzuerkennen, sie dann für sich zu verwenden, sich einfangen lassen von dem Geschehen, das bei der Gestaltung sich entwickelt.

Es besteht leider eine zu große Ehrfurcht vor der Kunst, der perfekten Kunst. Diese führt dazu, daß eigenes "Können" verglichen wird mit bestehendem, und zu der Aussage: ich kann nicht malen.

Nirgends wird dies so deutlich wie in der Maltechnik. Das hängt damit zusammen, daß in anderen Techniken manches leicht auszuprobieren ist und sich ein Ergebnis zeigt, das solche Aussage relativiert.

Im Malen hingegen fällt es sehr schwer, ein Ergebnis zu akzeptieren, das nicht den Vorstellungen entspricht. Und diese sind äußerst stark vorgeprägt durch das, was als Kunst auf uns einwirkt (das müssen nicht nur große Meister sein, sondern Darstellungen - auch fotografi-sche- überhaupt).

Das Malen ist eigentlich eine Ausdrucksweise, dient einerseits dazu, momentane Eindrücke festzuhalten, andererseits seine Gefühle darzu-stellen.
Wenn ich einen Eindruck habe, eine Landschaft etwa, so ist es nicht die fotorealistische Darstellung, die diese festhält , sondern es sollen die Farben und Formen in ihrem persönlichen Charakter Erinnerung geben, die sich spüren läßt. Das anheimelnde Braun eines Feldes, ein heiter-grüner Waldanblick, die fröhliche Wärme eines sonnenbeschie-nenen Kornfeldes müssen nicht mit ihren Details wiedergegeben wer-den.
So ist es das Wesen einer optischen Wahrnehmung, das dargestellt werden soll, nicht die genaue Situation.

Es ist auch möglich, mit Farben zu komponieren, also ohne sichtbare Vorlage ein Bild zusammenzustellen, die Zufälle und das Eigenleben der Farben für sich zu nutzen.

Es ergeben sich zwei völlig verschiedene Arten zu malen : einmal die hochentwickelte, abbildende, durchplante Malerei (Kunstmalerei) und die Auseinandersetzung mit der Farbenwirkung, mit Formentwicklung an sich, zunächst sogar ohne den Anspruch, etwas Bleibendes zu schaffen.

Dies Zulassen von Eigendynamik, ohne die Basis von Sicherheit und planvollem Arbeiten, muß zumeist regelrecht erlernt werden.
Dabei spielt kaum eine Rolle, ob es sich um Aquarellieren, Seidenmale-rei, Malen mit Deckfarben handelt.
Auszuklammern ist in diesem Zusammenhang Glasmalerei, Bauernma-lerei, Zeichnungen, die ohne gegenständliches Darstellen kaum denk-bar sind, aber im therapeutischen Einsatz unter bestimmten Vorausset-zungen funktionell dann zur Anwendung kommen.

Wichtigste Arbeitsinhalte:

Sie sind im Malen selbst gegeben, begleitende Inhalte (Vor-bereitung bei Seidenmalerei etwa) sind zweitrangig.

Körperliche Förderung

Das Malen eignet sich in seiner umfassendsten Funktion für Lockerungs- und Schwungübungen, im feinmotorischen wie im grobmotorischen Bereich.

Während beim Malen mit Fingerfarben plumpe Bewegungen der Feinmotorik zugelassen und aufbauend beeinflußt werden, ist beim Malen mit dem Pinsel eine feinere Steuerung schon Voraussetzung.
Es kommt den angestrebten Zielen zugute, daß wirklich fließend gearbeitet werden muß und sich der Schwung und der Druck ganz unmittelbar durch ihre Auswirkungen zeigen.

In der Feinmotorik sind die Greiffunktionen jedoch beschränkt, und einen Faustschluß mit dem Pinsel zu beüben, ist möglich und kann therapeutisch notwendig sein, entspricht aber nicht der Technik.
Der direkte Wunsch ist, Finger und Handgelenk in ihrer Beweglichkeit so frei wie möglich zu haben, doch bezieht dies auch Schulter und Ellbogen mit ein, und bei mangelnder Gebrauchsfähigkeit der Finger ist hier ein gangbarer Weg der Übung über die Maltechnik.

Die Kraft kommt nur minimal zum Einsatz, und es liegt nicht im Sinn der Technik, sie zu steigern, sondern es sind die freien, lockeren Bewegungen erforderlich, die dann noch der Koordination, der Zielbewegung dienen können.

Besonders mit der beschriebenen freien, abstrakten Malart kann man Patienten fördern, die durch Nervenstörungen eingeschränkt sind, die aber einen Bewegungsablauf auf diese Weise lernen können und über die Farb- und Formwirkung auch kontrollieren können.

Es sind Patienten angesprochen, die vor allem große Rotationsbewegungen benötigen (hierzu muß die Malunterlage natürlich groß sein) und Patienten mit graphomotorischen Störungen, bei denen man zunächst Grundzüge der Bewegungen beübt, anstatt gleich höhere Anforderungen zu stellen.

Durch seine relative Leichtigkeit ist diese Technik auch geeignet für inkomplett tetraplegische Patienten. Unter Aufhebung des Eigengewichtes der Arme läßt sich von diesen der Pinsel führen, ohne daß zwangsläufig ein Spasmus entsteht.

Ein bilaterales Arbeiten ist zwar möglich und kann bei entsprechender Indikation sinnvoll erscheinen, doch ist dann die Entfaltung der Technik eingeschränkt, vor allem aber fehlt die Übersicht über die Arbeit, weil zwangsläufig das Sichtfeld verdeckt ist. Damit wird die Selbstkontrolle schwieriger.

Geistige Förderung

Aus dem eingangs Gesagten ergibt sich teilweise schon die Basis geistiger Förderung. Im Vordergrund steht natürlich die Auseinandersetzung mit dem Material Farbe auf verschiedenen Ebenen.

Beim Experimentieren wird die Beobachtungsgabe gestärkt, es muß dann aber sinnvoll die Farbzusammenstellung erfolgen, die das Abstraktionsvermögen und die Merkfähigkeit (etwa der Farbwirkungen) schult.Es muß zwar hier konzentriert gearbeitet werden, doch läßt sich über das Malen schnell eine Entspannung erreichen, und die Forderungen an Sorgfalt, Präzision und andere Qualitäten sind zuerst nicht sehr hoch, so daß das Spektrum geistiger Fähigkeiten, die Gegenstand der Förderung sein sollen, gering bleibt.

Rapportartiges Arbeiten, also wiederholtes Aufbringen gleicher oder ähnlicher Formen, verlangt höhere Aufmerksamkeit, mehr Überlegungsarbeit, der Vorgang wird wiederholbar, anders als bei den Zufallsergebnissen.

Hierauf bauen durchdachte Bilder auf, die zwar abstrakt sind oder sein können, jedoch einen größeren Planungsinhalt haben, es sind einige Voraussetzungen geistiger Arbeit notwendig, um die Schritte von einer Idee bis zum Ergebnis zu vollziehen.

Damit ist dann eine fast gesonderte Beübungsmöglichkeit einzelner Geistesleistungen gegeben. Aber auch die Kombination zusammenhängender Aufgaben wird möglich, und zwar dem Zustand entsprechend mit niedrigem oder gesteigertem Anspruch an den Patienten.

Im weiteren Verlauf kommen Ansprüche zum Zuge, die im gegenständlichen Darstellen liegen. Das muß nicht so sein, wird sich aber vermutlich so entwickeln, wenn mit fortschreitender Entwicklung des Patienten, und das heißt mit Erreichen der gesteckten Ziele, ein Stand erreicht ist, der solche Aufgaben realistisch erscheinen läßt.

Es sollte in diesem Fall Voraussetzung sein, daß der Umgang mit Farben seinem Wesen nach wirklich begriffen und beherrscht wird, wie oben beschrieben.

Dies schließt Aufgaben wie Malen nach Zahlen und ähnliches weitestgehend aus, weil dieses mit Malen nichts zu tun hat, sondern mit der genauen Befolgung von Anweisungen, etwa vergleichbar dem Sortieren farbiger Perlen. Dies stellt zwar auch einen geistigen Anspruch dar, beinhaltet aber keinen therapeutischen Prozeß, keine Entwicklung.

Emotionale Förderung

Für den psychischen Bereich bietet das Malen viel. Viel an gezielten Entwicklungsmöglichkeiten, aber auch viele Möglichkeiten von Hemmnissen, weil ähnlich wie beim Formen das Bild sehr viel von der Gedankenwelt preisgibt, selbst wenn es nur scheinbar unbedeutende abstrakte Farbzusammenstellungen sind.

Jeder Farbauftrag verlangt eine Entscheidung seitens des Patienten, und oft mag er sich dessen bewußt sein oder befürchten, daß eine Deutung dieser Äußerungen stattfinden kann.

Zunächst aber steht im Vordergrund die Aufgabe, eine leere Fläche mit eigenen Vorstellungen und durch eigene Handlung auszufüllen.
Schon die Entscheidung, diese Aufgabe machen zu wollen, kann eine Hürde darstellen, die die emotionale Kraft des Patienten verlangt.

Später als bei anderen Techniken erfährt der Patient Grenzen, so daß sich Kreativität entfalten kann, allerdings besteht darin auch die Gefahr der Verstärkung von Psychosen, so daß der Therapeut seine Aufmerksamkeit von pathologischen Gegebenheiten nicht abwenden sollte.

Über die visuelle Wahrnehmung lassen sich positive emotionale Regungen ansprechen und verstärken. Empfindungen wie Freude, Selbstvertrauen, Geborgenheit können dem Malen impliziert sein und lassen sich mit einigem Geschick über die Aufgabenstellung provozieren.

Ohne allzuviel zu interpretieren (das kann den Patienten in Bezug auf das Malen handlungsunfähig machen) ist diese Technik außerordentlich gesprächsgeeignet und ergibt so eine Basis für verbale Aktion und Interaktion.

Letztendlich stellt das Malen - bewußt oder unbewußt- eine Verarbeitungsmöglichkeit von Ängsten, Zwangsvorstellungen und anderem dar.

Aus diesen Gründen finden Maltechniken schon lange und häufig auf psychoanalytischer Ebene Verwendung, die aber in der Ergotherapie kaum von Relevanz sein dürfte.

Kontraindikationen

Für das Malen ist eine unmittelbare Kontraindikation bei Blindheit gegeben.
Intentionstremor begünstigt die Anwendung nicht, schließt sie aber nicht aus.
Die Technik kann vom körperlichen, geistigen und emotionalen Anspruch her so einfach gestaltet werden, daß sich darüber hinaus keine Kontraindikations-Aussagen machen lassen.
Daß in jedem Bereich sonst therapeutische Beweggründe die Anwendung in Frage stellen können, ist selbstverständlich.

Auch altersbedingt gibt es keine Einschränkungen (außer vor dem 4.Lebensjahr).

Organisatorischer Aufwand

Gering ist der Aufwand, um Malen als therapeutische Technik anbieten zu können.
Es sollten aber Maßnahmen zum Schutz vor Farbklecksereien getroffen werden, im Raum und am Patienten.

Im eingeengten Rahmen ist Malen weniger gut einsetzbar, jedenfalls für Schwungübungen, so daß der Raum hierfür etwas großzügiger sein darf.

Die Vorbereitungszeit ist insgesamt noch als gering einzustufen.

Anpassungen

Bestimmte Arbeiten , zum Beispiel Seidenmalerei, lassen sich hoch- oder schrägstellen, so daß hier stärker Haltungsprobleme angegangen werden können.
Pinsel können mit verschiedenen Griffadaptationen versehen werden.

2.12. Metallarbeiten

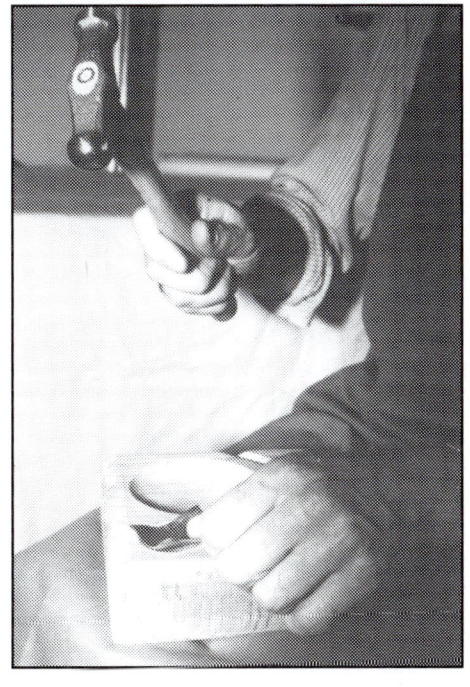

Metallarbeiten im besprochenen Sinne sind ein Auszug von dem, was Metallarbeit insgesamt umfaßt, das zeigt sich auch in der Verwendung der Werkstoffe, die sich auf Kupfer und Kupferlegierungen sowie Messing beschränken.

Arbeitsinhalte sind vor allem Zerschneiden, Verbiegen und Treiben des Materials.

Daß die Metallarbeit darüber hinaus vom Werkstoff und vom Umgang mit ihm weit mehr beinhaltet, sei erwähnt, jedoch werden Eisen, Blei, Aluminium, Gold, Silber, Bronze kaum Anwendung in der Therapie haben. Zinn wird gegossen und findet daher keine Besprechung, als Lötmaterial kann es eingesetzt werden, nur bezieht sich das im folgenden Gesagte nicht auf Löten, ebensowenig auf Schweißen,

Schmieden, Ätzen.

Im therapeutischen Einsatzbereich sind also nicht alle Möglichkeiten des Metallarbeitens vertreten, aber die verbleibenden Arbeiten bieten noch eine ganze Menge verschiedener Inhalte, die im Hinblick auf ihre Wirkung untersucht werden müssen.

Wichtigste Arbeitsinhalte:

Anreißen * *Zuschneiden (mit Säge, Blechschere)* * *Biegen* * *Treiben* * *Feilen* * *Bohren.*

Körperliche Förderung

Zwei Dinge können grundsätzlich bei Metallarbeiten beachtet werden:

Egal, welche Arbeit am Metall erforderlich ist: es wird immer eine relativ hohe Kraft benötigt.
Das Material ist zäh und "widerborstig" und verlangt starkes Eingehen auf seine Merkmale, verzeiht mangelnde Berücksichtigung der Eigenheiten nicht so leicht.

Für das Training zu schwacher Funktionen , egal ob Grob- oder Feinmotorik , eignet sich diese Technik kaum. Erst zum weiteren Aufbau bereits antrainierter Beweglichkeit und Kraft kann die Metallarbeit eingesetzt werden.
Auf dieser Ebene und im Hinblick auf Belastungserprobung (so vor der Wiederaufnahme der Arbeit oder vor völliger Rekonvaleszenz) ist allerdings der Einsatz sehr berechtigt, zumal hier wirklich Grenzen auszutesten sind.
Auch die manuelle Geschicklichkeit ist in Verbindung mit hohem Kraftaufwand mehr noch gefragt als in der Holztechnik.

Am leichtesten noch ist das Anreißen, also das Zeichnen des Metalls mit der Reißnadel, wo die Kraft noch nicht gefordert ist, dafür Präzision und schwunghaftes Arbeiten mit sicherer Zielbewegung, eine Kombination aus fein- und grobmotorischen Anteilen.

Sehr viel mehr Kraft , aber auch Ausdauer verlangt das Arbeiten mit der Metallsäge und der Blechschere (in Abhängigkeit von der Stärke des Materials). Dieser Kraftaufwand bezieht sich mehr auf die grobmotorischen Bewegungen. Beim Schneiden mit der Blechschere wird aktiver Faustschluß benötigt , wogegen an der Säge, abgesehen vom Schultergelenk, alle Gelenke starr gehalten werden, um die Kraft unmittelbar zu übertragen.

Das Hämmern (Treiben) von Blech (Kupferblech) erfordert neben geschickten Zielbewegungen schwungvolle , kurze Bewegungen, das Handgelenk ist dabei i.a. relativ steifgestellt.

Feilen ist ähnlich dem Raspeln von Holz, aber auch diese Bewegungen sind kürzer, und am ehesten wird dabei der Faustschluß beübt.

Wie erwähnt ist der Kraftaufwand niemals minimal, es läßt sich aber die Maximalkraft provozieren, und als kreislauffördernde Maßnahme ist die Technik bei intakten oberen Extremitäten sehr geeignet.

Eine Verkrampfungsneigung im Rumpf sollte nicht übersehen werden. Sie ist Folge von Feststellmechanismen, die die aufzuwendende Kraft unterstützen sollen und die man nur schlecht vermeiden kann.

Geistige Förderung

Auch die geistige Förderung ist aufbauend und setzt bereits relativ viel an intellektuellen Leistungen voraus.
Das Wesen des Metalls sollte in seinen Grundzügen verstanden sein, hier ist also bereits Merkfähigkeit, Abstraktionsvermögen, Auffassungsgabe vonnöten, ebenso muß eine erhöhte Konzentration verlangt werden .

Ohne die Fähigkeit zu rationellem, sorgfältigem Arbeiten ist die Verwendung dieser Technik nicht sinnvoll, weil sie von erhöhter Präzision lebt. Während Holz durch seine Struktur Verarbeitungsmängel in gewissem Grade ausgleichen kann, wirkt ein unsauber gearbeitetes Metallstück außerordentlich minderwertig.

Die Basis an geistigen Leistungen, auch was Ausdauer, organisiertes Arbeiten und Zeitstrukturierung bedeutet, ist recht hoch anzusetzen.
Jedoch kann innerhalb eines einzelnen Arbeitsschrittes eine Übungsmöglichkeit gefunden werden, die das Spektrum ein wenig verbreitert, es lassen sich reine Übungsstücke anfertigen (glattfeilen, breithämmern ..) ohne einen Fertigstellungsanspruch. Dabei ist dann aber die Stupidi-

tät der Arbeit aufzubrechen (wenn deren Bewältigung nicht als Aufgabe gesehen wird), weil sie die Motivation herabsetzen kann.

Insgesamt ist als günstigster Lerneffekt anzusehen, wenn ein höheres Quantum der jeweiligen geistigen Qualitäten beim Patienten bereits vorhanden ist. Auf frühzeitigem, niedrigen Niveau ist der Einsatz der genannten Metallarbeiten doch nicht ohne Probleme.

Emotionale Förderung

Es gilt ebenso wie im körperlichen und geistigen Bereich, daß Metallarbeiten erst auf höherer Stufe eingesetzt werden können.
Es muß ein stärkeres Verantwortungsbewußtsein, die Fähigkeit zu strukturiertem und folgerichtigem Arbeiten überhaupt gegeben sein, so daß diese Technik im Einsatz bei psychischen Erkrankungen erst dann sinnvoll ist, wenn der Patient nur noch einen Restzustand hat bzw. wenn der Krankheitsverlauf nicht so ausgeprägt ist.
Bei schwersten Psychosen etwa ist der Patient wohl nicht zu Metallarbeiten zu bewegen und Erfolg wird auch nicht sichtbar sein.

Die Technik eignet sich bei leichtem Krankheitsgeschehen, zum Teil auch bei Suchtverhalten, Neurosen und ähnlichem, bietet aber für den Therapeuten eine ungünstige Ausgangsbasis, da das Material - außer in speziellen Fällen - wenig Aufforderungscharakter hat und die Motivation erst vermittelt werden muß.

Erst zum Ausbau von Leistungsfähigkeit, Ich-Empfinden, Realitätsbezogenheit, Fähigkeit zum konsequenten Vorgehen usw. bietet diese Technik eine geeignetere Wahl und ist insofern vielleicht eher der Arbeitstherapie zuzuordnen.

Kontraindikationen

Bei Erkrankungen, die einen Krafteinsatz verbieten, wird das Metallarbeiten keine Möglichkeit der Anwendung darstellen, vor allem wenn die Kraftdosierung sehr fein erfolgen muß (M. Sudeck in der Anfangsphase, akute Zustände nach Handverletzungen, PcP).
Und auch bei Tremor und Spastik ist eine Kontraindikation zu stellen.

Bei Berücksichtigung der beschriebenen Eigenheiten im geistigen Bereich ist die Anwendung dort nicht unbeschwert, aber durchführbar, das gleiche gilt für den psychischen Bereich.

Für Kinder ist Metallarbeit grundsätzlich ungeeignet.

Weiter bei allen Patienten, bei denen durch mangelnde Beherrschung der Tätigkeit eine Verletzungsgefahr gegeben ist (durch Werkzeuge, scharfe Kanten, Grate).

Organisatorischer Aufwand

Metallarbeiten sind nur an einem fest bestimmten Ort gut durchzuführen, verlangen eine feste, unbewegte Unterlage (Toleranz geringer als bei Holz) und sind recht laut (sägen, feilen, hämmern).
Der anfallende Metallstaub verbietet einen Einsatz an mobilen Orten.
Insofern ist der Arbeitsplatz fest, so daß in dieser Beziehung kein größerer Aufwand getrieben werden muß.

Sorgfalt sollte aber auf andere Vorkehrungen gelegt werden, um die Einatmung von und möglichst auch den Hautkontakt mit Metallabfällen zu vermeiden.
Schürzen, Mundschutz sind selbstverständlich (aber verzichtbar beim Treiben), Schutzbrille ein Muß beim Bohren, Raspeln, Schleifen. Grobe Arbeitshandschuhe können die Verletzungsgefahr mindern.

Während des Arbeitens sollten gröbere Späne nicht am Boden liegen bleiben.

Der Aufwand ist zeitlich nicht sehr hoch, aber es wird Aufmerksamkeit für verschiedene Dinge verlangt, und die Technik ist nicht flexibel einsetzbar.

Anpassungen

Die Arbeiten mit Metall erfolgen auf einer Werkbank, so daß Arbeitsplatzadaptationen geringfügig möglich sind.
Ein Höherstelllen der Arbeit erfolgt nicht, weil die Verletzungsgefahr v.a. der Augen steigt, und das ohnehin anstrengende Arbeiten wird noch schwieriger. Somit kann die Technik nicht haltungsschulend eingesetzt werden.

Werkzeuge sind adaptierbar, in erster Linie mit Griffverdickungen (Säge, Feile, Treibhammer), vorgeformten Griffen usw. Bei der Blechschere erscheint eine Adaptation wenig Sinn zu geben.

2.13. Mosaik/Collagen

Das Anfertigen eines Mosaiks gehört wie die Collagen zum bildnerischen Gestalten .
Es werden flächige Bilder gelegt, beim Mosaik sind auch Muster möglich und größere Flächen (Tische, Wandabschnitte), letzteres aber bleibt in dieser Besprechung unberücksichtigt.

Die Gemeinsamkeit von Mosaik und Collagen ist das Gestalten einer Fläche. Das Mosaik hat dabei festere Vorgaben, während bei der Collage freiere Entfaltung möglich ist und der Materialeinsatz breiter (diverses Papier, Fotos, Stoffe, Leder usw.).

Ich bespreche daher die Aspekte des Mosaiks, die bei Bedarf mit den Inhalten der Collage verglichen werden können.

Mosaik wird hergestellt aus Kachelstückchen (oder farbigem Glas), die man ohne weitere Verarbeitung benutzt (Minikacheln für Muster), zumeist aber zerkleinern muß - dies erschwert die Technik (Besprechung unter körperlicher Förderung).

Darüber hinaus steht die Gestaltung des Bildes (Untergrundes) im Vordergrund, die Arbeit besteht im wesentlichen aus einem Entwurf und der Durchführung (Anordnung und Verkleben der Teilchen), hat also sehr kreativen Charakter.

84

Im Mosaik sind dann aber nach dem Entwurf Vorgaben gegeben, die nicht sehr stark spontan variiert werden können. Damit sind die Inhalte an therapeutischen Ansprüchen vorgezeichnet.

Als Mosaik herstellen lassen sich grafische Muster oder Zeichen, konkrete Abbildungen, oder es findet abstrakt ein freies Spiel mit Form und Farbe statt.

Wichtigste Arbeitsinhalte:

Eventuell: Zerkleinern des Materials (Spalten mit Hammer/ Meißel oder mit der Brechzange, Brechen nach Vorzeichnen mit dem Glasschneider)
*Entwurf (ggfs direkt auf Unterlage) * Verkleben * Verfugen.*

Hingewiesen sei auf Möglichkeiten der Mosaikarbeit mit Natursteinen oder Materialien wie Körnern.

Körperliche Förderung

Das Zerteilen des Materials verlangt viel Kraft, das Spalten mit dem Hammer ist dabei noch relativ einfach, setzt aber Schwung in der grobmotorischen Bewegung voraus.
Der Faustschluß mit der Zange ist nur möglich , wenn die Hand soweit intakt ist (also nicht starke Beugedefizite zeigt), auch ein stabiles Handgelenk wird vorausgesetzt.

Abgesehen von diesen groben Arbeiten (die aber nicht zwangsläufig vom Patienten gemacht werden müssen) kann natürlich mit fertigen oder vorbereiteten Mosaiksteinchen gearbeitet werden.
Dann ist die körperliche Tätigkeit beschränkt auf die Feinmotorik, das heißt das Greifen der Steine mit dem Spitzgriff, Dreipunktegriff, das leichte Aufdrücken auf den Klebstoff. Wenn Werkzeug zu Hilfe genommen wird - bei kleinsten Steinchen Pinzette, oder eine Ahle zum Ausrichten auf der Unterlage, ist die Palette an Greiffunktionen etwas größer, aber bei allen Greifarten ist der Kraftaufwand gering, so kann nahezu die reine Bewegung geübt werden.

Durch entsprechend räumlich angeordnete Bereitstellung des Materials kann die Bewegung im Arm bis zur Schulter gesteuert werden, möglich ist auch eine Anordnung an der schrägen Ebene zur Haltungsverbesserung (daß im therapeutischen Bereich an Wänden und Böden Mosaik aufgebracht wird, ist unwahrscheinlich und wird insofern nicht berücksichtigt).

Nicht zu vergessen sind die feinmotorischen Anforderungen im Umgang mit dem Klebmaterial (wenn nicht Mörtel verwendet wird), zum Beispiel Aufbringen aus der Tube oder Aufpinseln eines Klebers.

Eine geringe Möglichkeit bietet sich für ein Sensibilitätstraining der Fingerkuppen und zum Training bei peripheren Nervenschädigungen, sofern es um die Steuerung der Bewegungen geht.

Geistige Förderung

Der therapeutische Einfluß auf geistige Qualitäten ist recht groß und mit hoher Bandbreite zu gestalten.

Einem geistigen Training kommt entgegen, daß die Technik des Mosaiks eine strenge Formgebung verfolgt (auch bei freien Entwürfen), durch die das Angehen von Behandlungszielen systematisiert werden kann.

Beginnend mit der Reihung - ich klammere in diesem Zusammenhang das Zerkleinern von Material aus - werden zunächst einfache Aufgaben gestellt, so abwechselnd das Legen oder Kleben zweier unterschiedlicher farbiger Kacheln, oder reihenweises Aufbringen.

Hier geht es um relativ simples Entwickeln von Form- und Farbempfinden, um Verfolgen eines kurzgesteckten Zieles (strikter, rhythmischer Wechsel), um ein Mindestmaß an Konzentration und beginnendes vorausschauendes Denken.
Berechnungen machen auch diese Aufgabe schon anspruchsvoller, wenn etwa die Zahl der benötigten Kacheln für ein bestimmtes Grundmaß festgestellt werden muß.

Eine weitere Steigerung ist gegeben, indem der Patient einfache oder kompliziertere Formen nachlegen muß oder dann auch selbst entwirft.

Es muß nicht äußerst präzise gearbeitet werden, doch ist der Anspruch an die Sorgfalt selbst bei freien Arbeiten recht hoch, und bei Kacheln mit geraden Kanten sind zwei Ebenen zu beachten, nämlich der Linienverlauf sowie die plane Lage (Selbstkontrolle erfährt der Patient durch den optischen Eindruck: schiefe Lage/Linie, unregelmäßige Oberfäche).

Es versteht sich von selbst, daß das Anfertigen von passenden Kachel- oder Glasstückchen im Anspruch einen weiteren Schritt darstellt, vor allem wenn gezielt unterschiedliche Größen und Formen erreicht werden müssen.

Bei Mosaikarbeiten kann das erwünschte Muster/Bild zunächst lose auf den Untergrund gelegt und verändert werden. Kommt das Kleben dazu, besonders das stückweise Kleben, ist der Organisationsablauf umfangreicher, so daß vermehrt die Fähigkeit zu rationellem Arbeiten gefördert wird. Der Patient muß erfahren, wie groß jeweils die Fläche sein darf, die er mit Klebstoff versieht (ohne daß ein Teil wieder antrocknet), muß sich also auch seiner eigenen Arbeitsgeschwindigkeit anpassen.

Insgesamt wird sehr stark an den Ordnungssinn appelliert und es findet nicht nur eine flächige/räumliche Strukturierung statt, sondern auch eine zeitliche.

Emotionale Förderung

Die Struktur, die in der Technik enthalten ist, kommt der Behandlung mancher psychischer Schwierigkeiten entgegen.
Die Übersichtlichkeit und Klarheit der Aufgabe gibt einen großen Teil Sicherheit.
Da einfache und kleine Aufgaben gut und schnell zu bewältigen sind, erfährt der Patient rasche Befriedigung und weitere Motivation, sein Ich-Gefühl wird gehoben.

Daß dies auch die psychische Ausdauer fördert, ist ein weiterer Aspekt, und mit entsprechend aufforderndem Material werden unterstützend visuelle und taktile Sinne angesprochen, und eine ganzheitliche Förderung kommt besonders depressiven, depersonalisierten, unruhigen Patienten zugute.

Ängste hingegen können gering gehalten werden, etwa jene vor der Ausuferung der Phantasie, vor eigener Unfähigkeit (Versagensängste) und desgleichen, und angehen kann man durch den überlegten Einsatz von Mosaikarbeiten auch Hemmungen des Denkflusses.

Dabei ist darauf zu achten, daß der Patient sich nicht in die stille Arbeit zurückzieht (es sei denn, es ist therapeutisch erwünscht), sondern daß er Interaktion und Dialog entwickelt.

Zu einem fortgeschrittenen Zeitpunkt kann über Veränderung der Aufgaben eine Förderung kreativer Momente (Phantasie, Flexibilität, Entscheidungen) erfolgen.

Es dürfte sinnvoll sein, zunächst die reinen und ruhigen Legearbeiten anzubieten und später erst zusätzlich die Vorbereitungsarbeiten zu verlangen.

Kontraindikationen

Bei reinen Lege- und Klebearbeiten sind Kontraindikationen kaum zu stellen, selbst Blindheit muß nicht den Verzicht auf diese Technik bedeuten, nur arbeitet man dann mit unterschiedlichen Oberflächen.

Für Kleinstkinder nicht verwendbar.

Das Zerkleinern von Glas oder Kacheln bietet mehr Gründe für Kontraindikationen, vor allem werden diese Arbeiten durch verschiedene Handerkrankungen oder- Verletzungen, extreme Kraftminderung, verhindert .
Auch Verletzungsgefahr durch Werkzeuge, scharfe Kanten oder umherfliegende Splitter können Gründe sein, die Arbeit nicht anzubieten (wohl aber die Technik selbst).

Organisatorischer Aufwand

Die Technik ist komplett an einen festen Arbeitsplatz gebunden, bedingt durch die etwas gröberen Arbeiten mit Verletzungsgefahr und Abfall.
Kleinere Arbeiten ohne diese Vorbereitung (Auslegen eines Tabletts mit Minikacheln, kleinere dekorative Gegenstände) können jedoch mit wenig Aufwand und geringen Schutzvorkehrungen (Unterlage, Schürze) mobil angeboten werden, so auch Bettpatienten.
Dem kommt auch entgegen, daß das Verrutschen von Kacheln und Steinchen erst nach einer gewissen Toleranz erfolgt (so ist leichte Schräglage noch aufzufangen); werden sie einzeln verklebt, darf die Neigung der Unterlage stärker sein (sogar senkrecht).

Dieser Umstand kommt einem breiten Einsatzbereich entgegen.

Der zeitliche Aufwand ist minimal, es sei denn, daß für den Patienten das Material zerteilt oder sortiert werden muß.

Anpassungen

Wie erwähnt, sind Arbeitsplatzadaptationen für die eigentliche Tätigkeit vielfach machbar, sofern direktes Verkleben erfolgt (beim losen Legen verbietet sich verständlicherweise eine Schrägstellung).

Anpassungen an Werkzeugen sind pauschal nicht zu erwähnen. Das Legen erfolgt ja mit den Händen (im Einzelfall mit Pinzette oder Zange), beim Zerteilen mit Hammer und Meißel oder mit dem Glasschneider sind Adaptationen durchaus denkbar, in der Praxis ist allerdings die Handfunktion bei Erteilung solcher Aufgaben soweit erhalten, daß allenfalls leichte Verdickungen oder rutschfeste Materialien an den Griffen gewünscht sind.

Bemerkungen zur Technik Mosaik:

Die Technik hat im funktionellen Bereich Aspekte beim Zerteilen des Materials (z.B. Kacheln), das Kraft erfordert; sonst mehr in Koordinationsbewegungen.
Für die geistige und emotionale Förderung ist die relativ strenge Formgebung und Struktur entscheidend, aber es können freie Arbeiten entwickelt werden. Die Anforderungen beim reinen Mosaiklegen sind gering, Zerteilen ist körperlich schwer.
Der Aufwand ist nur dann hoch, wenn umfangreiche Vorbereitungsarbeiten (Kacheln auf Maß zerteilen) notwendig sind und den Therapeuten beanspruchen. Wird mit fertigem Material gearbeitet, ist der Aufwand gering.
Gruppen-geeignet : ja, bei Erstellen eines gemeinsamen Mosaiks.

2.14. Nähen/Sticken

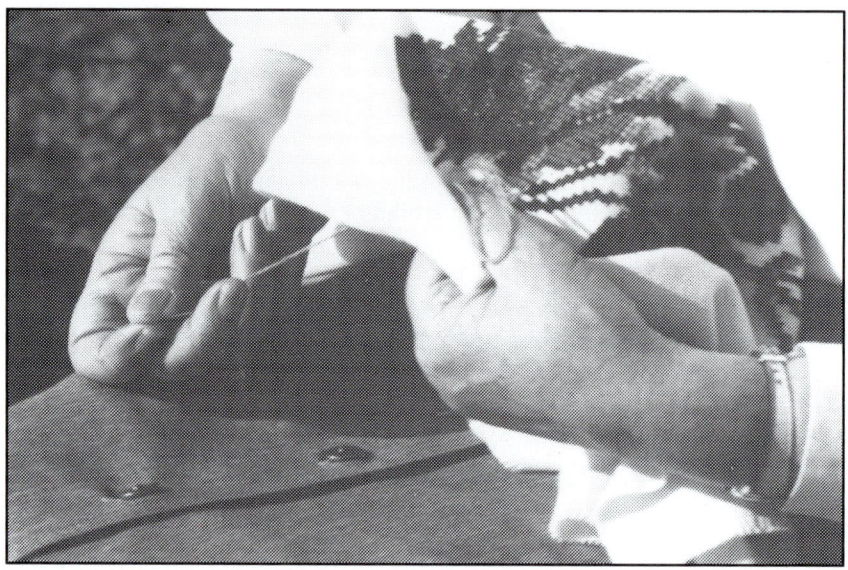

Nähen und Sticken werden zusammengefaßt als funktionell sehr ähnliche Techniken. Das Sticken hat durch seine bildnerischen Aufgaben allerdings noch umfangreichere Aspekte.

Das Handnähen ist auch Inhalt der Applikationen, kann aber zudem Umnähen, Zusammennähen bedeuten, es interessieren hier mehr andere Inhalte.
Maschinennähen hat in diesem Zusammenhang keine Relevanz.

Durch das Nähen werden Gebrauchsgegenstände gefertigt oder fertiggestellt. So kann ebenso ein kleines Kissen angefertigt sowie mit einem Saum eine Tischdecke vollendet werden.
Vernäht werden auch Wollarbeiten, wie sie beim Weben u.a. entstehen (entsprechend mit gröberen Nadeln).

Die Bewegungsinhalte beim Sticken sind nahezu gleich, hinzu kommt der Anspruch an ein bildnerisches Ergebnis, das genaue Arbeit und sorgfältiges Beachten der Materialeigenschaften verlangt.

Kompliziertere Näharbeiten sind Stoffpuppen,Stofftiere.

Körperliche Förderung

Die Nadel wird im allgemeinen mit Daumen, Zeige-und Mittelfinger geführt, und zwar in der Weise, daß beim Einstechen eine Bewegung der Hand daumenwärts erfolgt, also mit seitlicher Flexion des Handgelenks. Auf der anderen Seite des Stoffs wird die Nadel wieder angenommen, die Flexion erfolgt ulnarwärts.

Meist werden diese Seitbewegungen durch Dorsal- und Plantarflexion leicht ergänzt, so daß eine minimale Drehbewegung des Handgelens erfolgt.

Die Drehbewegungen sind kurz, das Halten der Nadel wegen des Umgreifens zwar nicht statisch, aber mit einer Tendenz zur Statik, wodurch Verkrampfung vor allem bei Unsicherheit des Haltens begünstigt wird.

Es ist also bei Beübung der Motorik darauf zu achten, daß nicht schmerzhafte Überbeanspruchungen vor allem auch im Daumensattelgelenk erzielt werden.

Mit langen Nähfäden kann ein höheres Bewegungsausmaß erreicht werden in der Schulter sowie im Ellbogen, zudem wird dies eine unerwünschte dauerhafte Senkung des Kopfes einigermaßen aufheben.

Unter Applikation habe ich den Aspekt bereits beschrieben, daß leicht eine gebeugte Haltung eingenommen wird mit Einfallen des Brustraumes, Vorziehen der Schulter, Kopfneigung nach vorn. Verstärkt wird dies durch Sehschwierigkeiten.

Dieser Haltung kann durch entsprechende Veränderung der Arbeit entgegengewirkt werden, sonst zudem durch gymnastische Beübung in kürzeren Abständen (noch während des Arbeitens).

Die nichtdominante Hand hat vorwiegend Haltearbeit (des Stoffes, wirkt aber im Handgelenk durch Lageanpassungen streckenweise auch aktiv mit.

Möglich ist, besonders bei großen Arbeiten, das Werkstück auf den

Tisch zu legen und nur den benötigten Teil anzuheben, oder die Ellbogen aufzustützen.
Aber bei Schwäche in den Armen ist es meist ungünstiger, die Arme auf den Tisch zu legen, da dies die Beweglichkeit einschränkt. Häufigere Pausen sind in diesem Fall sinnvoller.

Geistige Förderung

Das Nähen sowie das Sticken verlangen in erster Linie Konzentration. Während beim Nähen oftmals nur ein Bewegungsablauf in gleichmäßiger Folge wiederholt werden muß, wird beim Sticken noch gezielter vorzugehen sein und zudem sind Entscheidungen zu fällen, welcher Abschnitt und welche Farbe vorzunehmen sind. Es muß ein abstraktes Ziel verfolgt werden, so daß eine Forderung an die Auffassungsgabe besteht.

Konsequenz ist notwendig, auch wenn die Vorgaben genau sind. Mit sorgfältigem Arbeiten wird vermieden, daß Stoffkanten verrutschen, daß der Stoff sich durch zu starke Zugkraft zusammenzieht, "kräuselt".

Man wird also bei niedrigem geistigen Ansatz das Nähen anbieten und ggfs. regelrecht erlernen lassen (was gut trainierbar ist), und nach Steigerung der Ansprüche übergehen zum Sticken, das über den eigentlichen Nähvorgang hinaus weitere Anforderungen stellt, zum Beispiel an organisatorische Fähigkeiten.

Auch der Umgang mit den Materialeigenschaften (dünnes/dickes Garn, Stramin, Leinen usw.) und mit dessen Reaktionen während der Arbeit muß erlernt werden. So muß beim Sticken etwa die Stichgröße so beherrscht werden, daß das Material sich nicht verzieht.

Emotionale Förderung

Die Arbeit ist fein, sauber, ansprechend. Es kommt aber weniger auf starke Entfaltung kreativer Elemente an als auf das Eingehen auf technische Voraussetzungen.
So ist die Arbeitsweise eher still und eingegrenzt, verlangt Beherrschung und Ausdauer als wesentliche Kriterien emotionaler Fähigkeiten.

Eine Auseinandersetzung mit der Aufgabe muß stattfinden, die Entscheidungsfreude wird gefördert, der Patient muß sich der Technik zuwenden können und sich entsprechend äußern.

Die Kommunikation aber muß gezielt gefordert werden, da das Nähen wie das Sticken Rückzugstendenzen unterstützen können, die Kompensation solcher Neigung ist eine therapeutische Aufgabe.

Kontraindikationen

Bei Arthritis der Hände verbietet sich das Arbeiten mit der Nadel einerseits wegen der hohen statischen Anteile (Dauerbelastung), andererseis wegen Begünstigung der Ulnardeviation (die aber nicht zwangsläufig erscheint).
Auch für Arthrosen (meist des Daumensattelgelenks) ist die Technik nicht geeignet.

Wenn die kleinen Bewegungen zielgerichtet nicht möglich sind, darf die Technik nicht angewendet werden (Parkinson-Syndrom, ataktische Störungen, Spastik).

Für Schwierigkeiten der Augen ist das Nähen ungünstig und in jedem Fall anstrengend.

Organisatorischer Aufwand

Die Vorbereitungen sind zeitlich nicht aufwendig, aber das Zurechtschneiden des Materials verlangt eine übersichtliche Anordnung mit recht viel Platz, es sollte nicht unter Zeitdruck erfolgen, da ein schlecht gelungener Zuschnitt das weitere Arbeiten schwieriger macht.
Auch sollte dafür gesorgt werden, daß die Beleuchtung gut ist (Schlagschatten vermeiden).

Beim Sticken, das zumeist auf fertig geschnittenem und vorgezeichnetem Stramin erfolgt, entfallen diese Punkte zum Teil und gelten ansonsten sinngemäß.

Darüber hinaus ist die Technik wenig aufwendig.
Da ein Tisch oder eine entsprechende Unterlage nicht unbedingt notwendig sind, ist das Nähen wenigstens von kleinen Stücken als sehr mobile Technik anzusehen.

Anpassungen

Es gibt keine relevanten Anpassungen, weder am Arbeitsplatz noch über andere Adaptationen. Wenn die Verwendung einer stärkeren Nadel sinnvoll erscheint, muß das Werkstück entsprechend gewählt werden, es ist schlecht, dünnes Garn mit starker Nadel zu vernähen.

Bemerkungen zur Technik Nähen/Sticken:

Eine Technik, die recht mobil einsetzbar ist und gleichermaßen den funktionellen, geistigen und emotionalen Anwendungsbereich betrifft.

Die Anforderungen sind leicht, wenn der Vorgang des Nähens oder Stickens erlernt ist und beherrscht wird. Verändert wird dies durch Wahl der Stoffe und der Zusammensetzung der Aufgabe. Der Aufwand ist recht niedrig.

Gruppen-geeignet: nein, da die Konzentration auf die Tätigkeit gerichtet ist.

2.15. Papier/Pappe

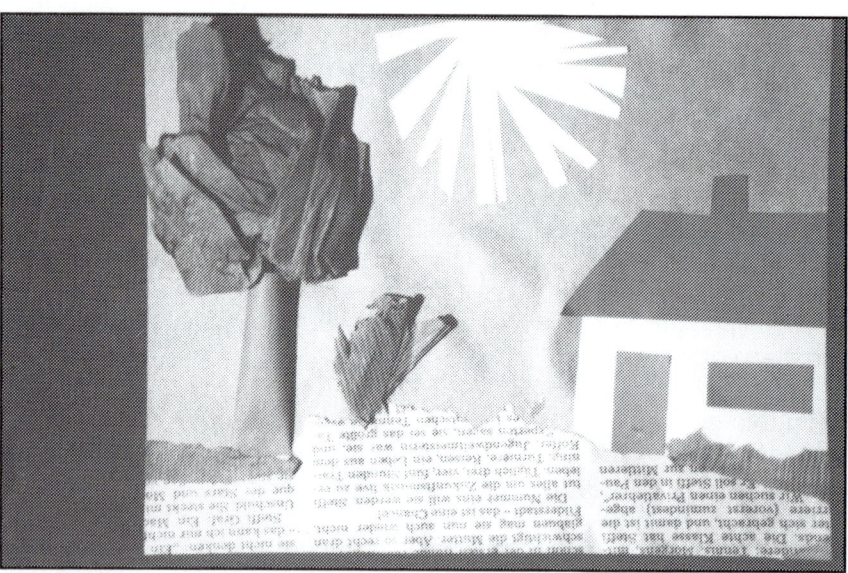

Der Werkstoff Papier und Pappe ist sehr vielseitig. So kann ohne weiteres flächig gearbeitet werden, aber auch räumliche (dreidimensionale) Dinge können entstehen.

Die Materialstärken sind von dünn bis sehr stark, was einen Einfluß auf Stabilität, Gestaltungsmöglichkeiten, funktionelle Ansprüche hat.

Herstellen lassen sich Dekorationen von Girlanden bis zu Bildern, (auch mit Transparentpapier) und Gebrauchsgegenstände wie Schachteln, Lampenschirme und sehr vieles mehr.
Papier kann gefaltet, gerissen, geschnitten, geklebt werden.

Unterschieden werden muß zwischen festen Papieren/Pappe/Karton für Werkarbeiten als einer Gruppe und farbigem Papier/ Transparent- und Krepp-Papier zur dekorativen Verarbeitung als einer anderen Gruppe. Da in manchen Techniken beide Gruppen zur Geltung kommen, ist die Trennung willkürlich, aber für diese Besprechung erforderlich.

Die Gruppe der hochwertigeren Schreib- und Malpapiere wird hier nicht näher untersucht.

Die Arbeitsweisen mit Papier und Pappe könnte man so aufgliedern, daß unterschieden wird zwischen Arbeiten nach strenger Vorlage (Kartons, Scherenschnitte, Laternen, Hampelmänner, Faltschnitte, Windmühle, Buchbindearbeiten) und freien Arbeiten (Gestalten von Bildern, Ausschneiden von Figuren oder Collageteilen usw.). Die Faltung zu Figuren (Oregami), gehört mehr zu den strengeren, abgegrenzten Arbeiten, ist aber doch als eigenständige Papiertätigkeit anzusehen.

Eine solche systematische Aufteilung muß ein Versuch bleiben, erscheint mir aber in diesem Zusammenhang erleichternd für die Untersuchung der therapeutischen Inhalte. Vielleicht wird so ermöglicht, eine Sichtweise zu entwickeln, die die Technik Papier/Pappe aufschlüsselt und dem Therapeuten hilft, die Aufgabenstellung herauszufinden, die dem Patienten mit seiner Krankheit angemessen ist.

Wichtigste Arbeitsinhalte:
Weil es nicht möglich ist, die Arbeitsinhalte einer Aufgabe aufzugliedern, müssen lediglich Inhalte aufgezählt werden, die bei Papier- und Papparbeiten vorkommen können. Vor allen Dingen bei kombinierten Aufgaben muß durchdacht werden, ob alle Inhalte im jeweiligen Fall aus therapeutischer Sicht erwünscht sind:
*Entwurf * Anzeichnen, Anfalzen * Schneiden (Schere, Messer) * Kleben * Klappen * Reißen.*

Körperliche Förderung

In Papier- und Papparbeiten sind einige Förderungsmöglichkeiten der Feinmotorik, ebenso der grobmotorischen Bewegungen gegeben. Reizvoll ist, daß Aufgaben etwa gleicher Schweregrade zumeist so gewählt werden können, daß einzelne Funktionen geübt werden, aber es können auch diverse körperliche Funktionen in einer Aufgabe enthalten sein.

Das Material eignet sich zur Beübung bei Kindern ebenso wie im hohen Alter. Je nach Aufgabenstellung ist die Kraftentfaltung gering bis hoch, der Vorgang ungezielt bis präzise.

Wenn Papier zerrissen wird, kann das auf unterschiedliche Art geschehen. Erforderlich ist eine Greiffunktion der Finger, etwa der Spitzgriff, spontan würde man mit dem Daumen und den Fingern 2-3 greifen, mit steigender Papierstärke auch die Finger 4/5 dazunehmen sowie den Daumenballen.

Bereits hier kann also gesteuert werden, und der Therapeut wird beachten, ob die Finger in leicht gebeugter Stellung oder in Überstreckung gehalten werden.

Beide Handgelenke bewegen sich gegengleich in angedeuteter Rotation, evtll. wird auch nur das dominante Gelenk aktiv eingesetzt. Ähnlich verhält es sich mit der Pro- und Supination.

Läßt man das Papier seitwärts (links/rechts) zerreißen, erreicht man eine Streckung der Ellbogen und eine Abduktion der Arme - diese Bewegungen können parallel laufen, und es läßt sich auf einen synchronen Ablauf hinarbeiten .

Steigerungen und Variationen liegen in unterschiedlicher Papierstärke und -größe.

Andere Aspekte entstehen beim Arbeiten mit der Schere, dem Messer, dem Falzbein.

Mit der Schere kann die reziproke Bewegung der Aktivhand gefördert werden, eine Bewegung hin zum Faustschluß (der aber nicht komplett sein muß). Durch entsprechende Spezialscheren kann auch die nicht-dominante Hand eingesetzt werden, wenn dies nötig ist.

Mit einem Universalmesser kann ein Faustschluß- Griff erfolgen, bei Einsatz eines Präzisionsmessers ist ein Bleistiftgriff möglich.

Geistige Förderung

Papier gibt eine enorme Bandbreite an geistigen Ansprüchen, läßt sich dabei mehr spielerisch- zufällig, doch auch außerordentlich gezielt einsetzen.

Untergliedern kann man den Einsatz von Papier und Pappe in gestalterische Ansprüche (v.a. Oberflächengestaltung) und konstruierende Aufgaben, die beide verschiedene Schweregrade beinhalten.

In einfachen Anwendungsformen hilft es, zunächst festzustellen, welche geistigen Qualitäten inwiefern behandlungsbedürftig erscheinen, über erhöhte bis hohe Anforderungen werden diese Mängel dann angegangen.

Auf unteren Stufen kann gerissen, geschnitten und gefaltet werden (schneiden und falten ohne hohen Präzisionsbedarf) und über bestimmte Fragestellungen festgestellt werden, wie hoch das Formdenken ist, wie das abstrakte Verfolgen eines (dekorativen) Zieles gelingt, welche organisatorischen Fähigkeiten dabei zutagetreten. Das Größenverständnis und der Ordnungssinn lassen sich bereits hier schulen.

Hohe Erwartungen an Genauigkeit, Konzentration, Auffassungsgabe, Merkfähigkeit werden gestellt, wenn es darum geht, auf ein Ergebnis hinzuarbeiten, das ohne korrekte Ausführung nicht denkbar ist: hierzu zählt ebenso ein Scherenschnitt wie eine Schachtel oder ein Karton, die nicht nur sauber und genau gearbeitet werden müssen, sondern zudem die Vorstellungskraft im räumlichen Denken fördern.

Es kommt der geistigen Schulung zugute, daß wirklich ausprobiert werden kann, entweder durch Wiederholungen oder aber durch diverse Faltmöglichkeiten. Das beginnt bei Schachteln und findet seine höchste Form im Origami, bei dem das Denken bereits in den einfacheren Figuren schon sehr abstrakt mehrere Faltvorgänge überschauen muß.

Dabei können durchaus relativ freie (einfache) als auch strenge Maßstäbe angelegt werden, so daß das Papier für therapeutische Zwecke sehr anpassungsfähig ist.

Durch die Sortenvielfalt kann darüber hinaus noch variiert werden.

Eine besondere Form der geistigen Schulung sind die Buchbindearbeiten, die den Umgang mit mehreren Papieren beinhalten, nämlich mit Graupappe einerseits und Bezugspapieren andererseits (die auch selbst hergestellt werden könnten).

Es ist wichtig, die Größen der Pappe vorher genau zu berechnen oder, wenn diese vorgegeben sind, sorgfältig zurechtzuschneiden. Hinzu kommt das räumliche Denken, und es muß ein Verständnis für die Zugrichtung des Papiers entwickelt werden, da sonst leicht eine Wellung entsteht.

Das Anfertigen von Laternen sowie von Fensterbildern verbindet konstruktive Aufgaben mit gestalterischen, die in sorgfältiger Arbeit nicht nur ausgeführt, sondern auch theoretisch durchdacht sein müssen, um sie befriedigend lösen zu können.

Hier kommen die unterschiedlichen Schweregrade auch dem fachlichen Einsatzbereich zugute, so lassen sich sehr einfache Laternen in der Pädiatrie durchaus machen, sehr feine Fensterbilder, Laternen sind in der Neurologie bei "fortgeschrittenen" Patienten eher angesiedelt, da sie auch zeitlich einen umfangreicheren Rahmen haben müssen.

Emotionale Förderung

Ebenso vielfältig wie die technischen Möglichkeiten, die das Papier uns bietet, sind die Förderungsmöglichkeiten auf emotionalem Gebiet.

Papier und Pappe haben einen eher "vergänglichen" Ruf , so daß man dem Patienten einen Zugang verschaffen muß zu den schönen, abwechslungsreichen Inhalten, die Papier und Pappe bieten.

Es handelt sich um eine ruhige Technik, und so wie dies der Konzentrationsförderung im geistigen Bereich zugute kommt, so fördert es die psychische Sammlung des Patienten, vorausgesetzt, die gesteckten Ziele sind zu erreichen.

Mit langsamen Schritten kann der Patient seine Leistungsfähigkeit steigern, kann sich in diese Technik allmählich hineinfühlen und sich an den gestellten Aufgaben messen.

Durch Erfolgserlebnisse, die schnell vermittelbar sind, können Empfindungen wie Freude über das Ergebnis hervorgerufen werden, was dann unter anderem zu erhöhter Fähigkeit bezüglich der Kooperation führt.

Spielerisch wird von den emotionalen Problemen abgelenkt, so daß diese in ein realistisches Verhältnis gerückt werden können, ohne daß sie verdrängt werden.

Die Arbeit geschieht betont manuell. Somit ist die Technik gerade dort gut anzusetzen, wo sich ein pathologischer, geistzentrierter Zustand zeigt, der mit der Einschränkung körperlicher Aktivitäten verbunden ist, so bei minderer Selbsteinschätzung mit Affektivitätseinbußen.

Nicht vergessen sollte man, daß einer psychisch ungeordneten Persönlichkeit in Dosierung Struktur entgegengesetzt wird, die durchaus Halt und Stabilität vermitteln kann; vielleicht gerade deshalb, weil Papier in sich selbst nicht stabil ist, aber Festigkeit aus der Konstruktion erhält, und zwar eine erstaunliche Festigkeit und Belastbarkeit, die sich unbewußt auf den Patienten übertragen mag.

Kontraindikationen

Kontraindikationen sind für Papierarbeiten generell nicht grundsätzlich zu stellen, da das Spektrum an Möglichkeiten und Schweregraden allzu breit ist.
Der Werkstoff selbst bietet keine Kontraindikation in sich.

Überlegungen müssen jedoch angestellt werden bezüglich der Aufgabe und des Umgangs mit Schere/Messer. Wenn Bedenken bestehen, kann die entsprechende Aufgabenstellung leicht verändert werden, ohne daß man die Technik Papier/Pappe ganz aufgibt.

Organisatorischer Aufwand

Grundsätzlich ist der zu betreibende Aufwand gering, mit Steigerungen der Arbeitsanforderungen in Größe, Vielseitigkeit usw. steigt sowohl der Platzbedarf als auch die Vorbereitung, die allerdings nicht beim Therapeuten liegen muß, sondern bereits Teil der Therapieeinheit sein kann.

Am umfangreichsten wird der Aufwand, wenn viel oder großflächige Klebe- oder Kleisterarbeiten anfallen, die dann einen mobilen Einsatz erschweren.

Anpassungen

Angepaßt wird durch das Material selbst, das heißt im körperlichen Bereich durch die Wahl der Papier-oder Pappstärke, in den anderen Bereichen durch Wahl der Aufgabe und der Papiersorte, die für den Aufforderungscharakter sorgt, aber auch schon für eine unmittelbare

Auseinandersetzung mit den Eigenheiten des Materials, wenn wie beim Transparent- oder Buntpapier gewisse Dinge zu beachten sind.

Adaptationen etwa der Schere für günstigere Greif-Voraussetzungen sind sinnvoll, wenn ein häufiger Einsatz erfolgt, nicht wenn sie nur ab und an benutzt wird.

Bemerkungen zur Technik Papier und Pappe:

Eine von den Anwendungsmöglichkeiten her außerordentlich breite Technik, mit einem Einsatzbereich besonders im Gestalterischen, es sind aber funktionelle Aspekte mit entsprechender Aufgabenstellung zu verfolgen.

Die Anforderungen können sehr leicht sein, aber ebenso sind komplizierte Aufgabenstellungen möglich.
Der Aufwand ist niedrig bei entsprechend einfachen Zielen.
Gruppen-geeignet : Es läßt sich eine Reihe von Aufgaben stellen, die innerhalb oder mit einer Gruppe zu lösen sind.

2.16. Peddigrohr

Die Arbeit mit Peddigrohr ist eine Flechttechnik. Die gleiche Werktechnik kann mit unterschiedlichen Materialen erfolgen, z.B. auch mit Weide.
Wenn die Beschreibung in dem vorliegenden Rahmen sich auf das Peddigrohr bezieht, so deshalb, weil dieses Material problemlos und vielseitig einsetzbar ist, darum wohl auch im ergotherapeutischen Bereich so sehr verbreitet ist.

Tatsächlich sind Vorteile deutlich, abgesehen von den spä-

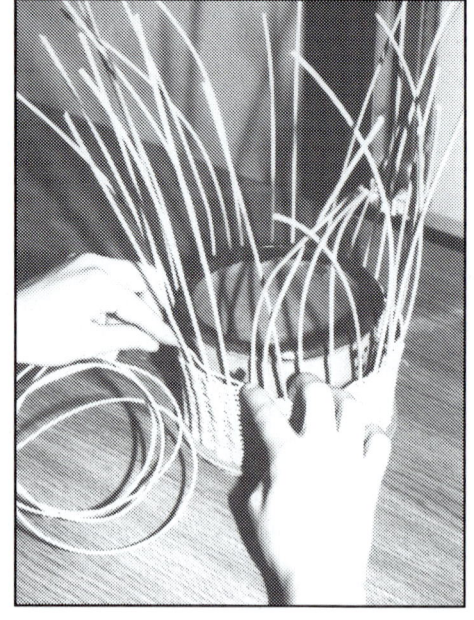

ter besprochenen therapeutischen Aspekten:

Der Umgang mit Peddigrohr ist wenig problematisch, es ist schnell vorbereitet, "handfest", sehr viele Variationen und damit Ergebnisse sind möglich, es kann zur Behandlung gezielt verwendet, nach Beherrschung aber auch als Stillarbeit weitergeführt werden.

Dabei ist die Technik zügig zu erlernen und beinhaltet diverse motorische Aspekte.

Nur: Peddigrohr muß bewußt und gezielt eingesetzt werden, um optimalen therapeutischen Nutzen aus dieser Technik ziehen zu können. Zu leicht ist es, diese Arbeit als " Verlegenheitsangebot" zu geben, wobei sie dann leicht ihre therapeutische Attraktivität einbüßt, sich quasi abnützt.

Peddigrohr eignet sich ausschließlich als produktorientierte Technik, ein Üben der verschiedenen Inhalte für sich ist kaum denkbar, es sei denn um einen Lernschritt zu vertiefen, aber es sollte doch auf ein Ergebnis hingearbeitet werden.

Wichtigste Arbeitsinhalte:

Das Vorbereiten von Holzböden (soweit erforderlich) entspricht in seinen Aspekten der Holzarbeit und wird unter dem Thema Peddigrohr nicht berücksichtigt.

*Zuschneiden * Einweichen * Einstecken * Flechten.*

Fertigstellen (Randabschluß, Enden abschneiden, Lackieren) wird soweit wie möglich vom Patienten übernommen, ist aber nicht immer als Bestandteil der Technik als Therapieangebot zu sehen.

Körperliche Förderung

Im Vordergrund der körperlichen Förderung stehen die oberen Extremitäten und besonders das weiträumige Arbeiten, also die Abduktion der Schulter sowie der Streckung des Ellbogengelenks. Diese Bewegungen werden durch Wiederholung und ohne das volle Bewegungsausmaß reziprok gefördert.

Das Handgelenk kann gelockert werden, dann muß der Bewegungsablauf durch den Therapeuten genau nachvollzogen und kontrolliert werden.

In den Fingern sind Greiffunktionen vonnöten. Hier bestimmt einerseits das Material, andererseits die Anordnung, welche Greiffunktionen auf welche Weise durchgeführt werden. Im allgemeinen wird der Peddigrohrfaden von der Aktivhand mittels Schlüsselgriff geführt. Doch lassen sich gezielt andere Griffe (auch Faustschluß) erreichen.
Die Passivhand muß das Werkstück entweder haltend greifen, oder es werden nur die gestreckten Finger mit leichtem Druck auf das Flechtwerk gelegt.

Das Andrücken der Flechtfäden unterstützt die Streckung der Finger. Dies kommt einer Kontrakturenbehandlung zugute, zumal der Druck sanft sowie mit kräftigem Einsatz der betreffenden Hand erfolgen kann. Dies ist im allgemeinen die nichtdominante Hand, doch kann auch die führende Hand das Andrücken übernehmen. Die Gewöhnung an das Flechten ist in beide Richtungen recht gut möglich, so daß der Einsatz von Peddigrohr sich flexibel den entsprechenden funktionellen Problemen anpassen kann und selbst ein Wechsel der Dominanz gut möglich ist. Während das Andrücken und damit die Streckung innerhalb eines Werkstücks zwischen den Händen beliebig oft wechseln kann, ist das Führen des Flechtfadens bestimmt von der Flechtrichtung (links oder rechts) und muß während einer Werkarbeit bei einer Hand bleiben.
Ein guter Anwendungsbereich ist hier bei M.Sudeck, Dupuytrenscher Kontraktur und anderen gegeben.

Für neurologische Beübung ist Peddigrohr recht gut geeignet, und zwar auch dort, wo andere Techniken ungeeignet sind.
Bei Ruhetremor ist die Technik noch anwendbar, ebenfalls bei Koordinationsschwierigkeiten, auch für ein Sensibilitätstraining.

Dabei kann die Arbeit in Augenhöhe, schräggestellt, am Boden usw. durchgeführt werden, woraus sich eine Vielseitigkeit auch der Haltungsschulung ergibt, die ebenfalls bei kaum einer anderen Technik gegeben ist.

Geistige Förderung

Das Flechten mit Peddigrohr bietet manches an geistig-funktionalen Aspekten.

Es ist schon ein Lernprozeß, den Flechtvorgang an sich zu begreifen. Hinzu kommt, daß er räumlich stattfindet , da der Flechtfaden vor und hinter den Staken untergebracht werden muß. Ein Raumeindruck entsteht unter anderem dadurch, daß die Arbeit rund, eckig, oval ist.
Zu Beginn reicht es , einen Vorgang sich einzuprägen, der in einem festen Rhythmus erfolgen kann, notfalls lassen sich die beiden Arbeitsschritte mitsprechen (zumindest mitdenken). So kann die Arbeit regelrecht einstudiert werden, und zwar auch im niedrigen geistigen Ansatz.
Diese Möglichkeit spricht die Fähigkeit an, sich Dinge einzuprägen und zu wiederholen, sie in manuelle Handlungen umzusetzen. In der Wiederholung, deren Richtigkeit unmittelbar optisch kontrollierbar ist, entsteht eine Sicherheit und das rhythmische Empfinden, das sich auch auf andere Art begünstigend zeigt.
Es verinnerlicht sich eine Struktur, es werden dann über diese Struktur Dinge sichtbar wie unterschiedliche Schnelligkeit der Handlungen (bei zügigem Flechten schnelles Wachsen des Werkstücks), Sorgfalt.
Die Merkfähigkeit wird auf dieser Ebene unterstützt.
Es ist ein Minimalmaß an Konzentration erforderlich, das zeitlich langsam gesteigert werden kann, auch hier hilft der wiederholbare Rhythmus.

Sind Grundfähigkeiten in befriedigender Weise vorhanden, dann können die Anforderungen an die Werkstücke variiert und gesteigert werden. Die Technik bietet einiges an Inhalten für Formempfinden, logisches Denken und folgerichtiges Handeln, selbständiges Erarbeiten (Entwurf).

Ziel wäre es, die Technik in allen ihren Schritten richtig und selbständig durchzuführen und dabei Schwierigkeiten zu meistern, wie sie ein gängiger Randabschluß hat, eine besondere Aufgabe ist darüber hinaus Flechten oder Abschluß nach einer zeichnerischen Vorlage.

All diese Werkinhalte lassen sich vertiefen und verfestigen,so daß eine Konstanz geistiger Entwicklung zu sehen ist.

Emotionale Förderung

Sofern psychisch Kranke keine oder nur eine geringe geistige Einschränkung aufweisen, ist die Technik, zumal in ihren einfacheren Aufgaben, leicht beherrschbar und gibt daraus Sicherheit. Das Selbstgefühl kann schnell daran wachsen, da die Arbeit leistungsorientiert ist, man sieht, was in welcher Zeit erreicht wurde, und es entsteht etwas Verwendbares.

Das ist günstig für eher nihilistische Patienten, bei Ambivalenz und affektiven Hemmungen. Hier wirkt das Flechten mit Peddigrohr auffordernd.

Dämpfend wirkt es auf ausufernde Erscheinungen, auch auf Psychosen. Die Struktur der Aufgabe ist so einfach, daß sie meist keine Schwierigkeiten macht von der Auffassung her, der psychisch Kranke kann so schnell eine Identifikation mit seiner Arbeit finden, die Ausdruck seines produktiven, positiven Willens ist und genau diese Anteile vermehrt.

Der Phantasie und Kreativität sind wenig Raum gelassen, wenn nicht gerade virtuos mit dem Material umgegangen wird. Speziell solche Qualitäten wird man mit Peddigrohrflechten nicht fördern, aber in vielen Fällen, so bei Wahnentwicklungen u.a., ist die Phantasie ohnehin überwiegend, sie ist aus dem pathologischen Bereich herauszuholen, dann wird eine begrenzende Technik sinnvoll.

Wenn Bewegungsdrang kanalisiert werden soll oder wenn eine manuelle Neigung in der Praxis kein Ventil fand (Suchtproblematik), kann diese Technik sehr angebracht sein, um eine Überbetonung des geistigen Bereichs zu kompensieren.

Die Technik kann dazu verleiten, sich in sie zu versenken, sich zurückzuziehen, mangelnde Kommunikation mit Geschäftigkeit zu überdecken.

Solch ein Fluchtverhalten kann entweder verhindert werden, oder aber man läßt es zu und arbeitet daran, den Patienten nach und nach aus seiner Reserve zu holen (die ihm Sicherheit gibt).

Die Gefahr, eine Rückzugstendenz zu übersehen, ist bei Gruppentherapie stark, bei Einzeltherapie kaum gegeben.

Kontraindikationen

Kinder sollte man erst ab einem etwas höheren Lebensalter an diese Technik lassen, sie ist nicht sonderlich kindgerecht, kann aber in einem etwas höheren Kindesalter helfen, Entwicklungsverzögerungen (körperlich und geistig) zu therapieren.

Bei spastischen Lähmungen führt die Beanspruchung zu einer Verstärkung des pathologischen Musters, und solange kein Gleichgewicht zwi-

schen Beugung und Streckung aktiv erreicht werden kann, soll Peddigrohrarbeit nicht angeboten werden.
Tremorpatienten können bedingt diese Technik anwenden, es kann im Zweifel vorsichtig probiert werden, ob therapeutische Vorteile zu sehen sind.

Arthritispatienten dürfen dann mit Peddigrohrarbeiten vertraut werden, wenn die Deviation nicht (auch nicht minimal) begünstigt wird und die Kontrolle jederzeit möglich ist, Voraussetzung ist das Einweichen des Flechtfadens im warmen statt im kalten Wasser.

Offene Wunden im Handbereich führen zur Nichtanwendung, da Kontakt mit Wasser entsteht und dort sehr schnell bakterielle Entzündungen entstehen können.

Organisatorischer Aufwand

Das größte Problem ist die Lagerung der Peddigrohrstränge und auch der Transport, die Bereitstellung des Materials. Insofern ist ein fester Arbeitsplatz am geeignetsten.
Das Rohr muß in Wasser erweicht werden, bevor es sich flechten läßt (kaltes Wasser 20-30 Minuten, heißes Wasser 5-10 Minuten). Diese Zeit muß einkalkuliert werden, wenn gleich am Beginn der Therapiestunde geflochten werden soll.

Der Platzbedarf ist relativ groß, weil die Flechtfäden lang sind. Die Empfehlung, sie aufzurollen (vor allem beim Flechten mit mehreren Fäden, die sich leicht verwickeln), gebe ich weiter, habe damit aber keine positiven Erfahrungen gemacht, es hat sich bei meinen Anwendungszwecken immer als zu umständlich gezeigt.
Der Bedarf an Werkzeugen ist begrenzt, es reichen der Seitenschneider und eine Ahle.
Zum Einweichen ist eine Schüssel durchaus ausreichend.

Etwas mehr Aufwand und etwas mehr Staubentwicklung entsteht, wenn Sperrholzböden gesägt, geschliffen, gebohrt werden, entsprechendes ist im Abschnitt Holzarbeiten beschrieben.

Eine Nachbehandlung wie Lackieren ist nicht notwendig, macht das Werkstück aber schöner und widerstandsfähiger und stabiler, wenn Lacke, nicht Öle oder Wachse verwendet werden. Es sollte aber schadstoffarmen Lacken der Vorzug gegeben werden, oder mit Leinöl oder Wachsbalsam das Peddigrohr gesättigt werden.

Diese Arbeiten geschehen dann am geöffnetem Fenster und müssen auch nicht unbedingt durch den Patienten erfolgen, können also zusätzlichen Aufwand für den Therapeuten bedeuten.

Mehraufwand besteht auch dann, wenn sonstige Nachbereitung nicht vom Patienten gemacht werden können.

Anpassungen

Hier ist wieder vor allem die Anordnung des Werkstückes zu nennen, das hochgehängt angeboten werden kann, schräggestellt angeordnet wird, durch seine Stellungen also therapeutische Zwecke begünstigt.

Zur Einhändertechnik wird das Flechten, wenn das Werkstück mittels Nagel an der Unterlage befestigt oder beschwert wird, so daß die Haltearbeit entfällt.

Werkzeuge, d.h. die Ahle oder der Seitenschneider, können adaptiert werden, zum Schneiden empfehlen sich auch Werkzeuge mit längeren Hebelarmen, um die aufzuwendende Kraft zu mindern, besonders bei starkem Rohr.

Der Umfang der Adaptationen kann aber abhängig gemacht werden von der Häufigkeit des Einsatzes.

Bemerkungen zur Technik Peddigrohr:

Der Einsatzbereich ist vielseitig. Funktionell bietet Peddigrohr, auch nach Anbringung von Adaptationen, eine Menge Variationen, und kann ebenso günstig und variabel geistige und emotionale Förderung unterstützen.

Die Anforderungen sind mittelschwer bis schwer, je nach Aufgabenstellung.

Ein recht breites Maß an Steigerungsmöglichkeiten ist gegeben. Der Aufwand ist im Rahmen, sofern der Patient in vorbereitende Arbeiten einbezogen werden kann.

Gruppen-geeignet : wenig.

2.17. Steinbearbeitung

Die Bearbeitung von Stein ist eine bildhauerische Tätigkeit, plastisches Gestalten wird verbunden mit Oberflächenbearbeitung.
Man ist ja bemüht, die Form des Steines seinen Vorstellungen anzupassen, muß aber auch die Gegebenheiten erkennen und nutzen, die vom Stein ausgehen, so etwa auch seine Maserung respektieren.

Wenn wir an Bildhauerei denken, so meist an Skulpturen und die damit verbundene kraftvolle Arbeit.
Im therapeutischen Bereich bleibt zwar ein künstlerisch-gestaltender Anspruch erhalten, sieht dort aber meist bescheidener aus, und es wird

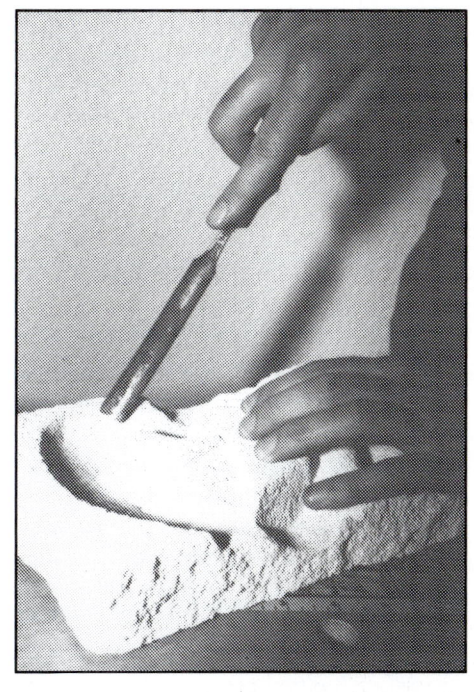

mehr mit weicheren Gesteinsarten gearbeitet, besonders mit Speckstein, Ytong, Sandstein. Auch Alabaster kann verwendet werden.
In Abhängigkeit von den verfolgten Zielen bzw. Produkten werden die Gesteinsarten ausgewählt.
Am ehesten entstehen Reliefs oder Schalen, auch kleinere Skulpturen.

Das regelrechte Behauen von Gestein wird eher die Ausnahme sein, soll aber wegen der körperlichen Aspekte erwähnt werden.

Insgesamt bietet das Bearbeiten von Stein einen hohen Reiz, eine Herausforderung und einige therapeutische Aspekte, die sich bei entsprechender Wahl der Aufgabe gut nutzen lassen.

Wichtigste Arbeitsinhalte:

Behauen (Hammer/Meißel) * *Schaben, Schleifen* * *Ritzen* *Polieren.*

Körperliche Förderung

Zu unterscheiden ist zwischen der Oberflächenbearbeitung und dem Behauen (das nicht zwangsläufig immer nötig ist).

Die Oberflächenbearbeitung beinhaltet feinmotorische Übungen wie auch Förderung der Muskeln und Gelenke der oberen Extremitäten. Auch bei leichteren Gesteinsarten ist der Kraftaufwand dabei bereits mit "mittel" anzusetzen.
Abgesehen vom Halten und Führen des Werkzeugs (Schabeisen) sind Bewegungen gefordert, die locker und teilweise kreisend (z.B. im Handgelenk) ausgeführt werden, bei der Innenbearbeitung von Schalen etwa ist das der Fall, und zwar können beide Rotationsrichtungen erreicht werden, die eine Verbindung zur Pro-und Supination haben, diese jedoch werden mit der Arbeit kaum vollständig erreicht.
In der weiteren Bearbeitung mit Schleifpapier oder Stahlwolle (bei Speckstein, Alabaster) ist die Feinmotorik weiter gefragt, es ist "Fingerspitzengefühl" vonnöten - sowohl der Tastsinn wird gefördert als auch motorische Elemente der Finger, wobei bedingt durch die Arbeitsrichtungen meist eine Kombinationsbewegung gebraucht wird.
Bei dieser Tätigkeit ist dann der Krafteinsatz allerdings gering.

Schlagende Tätigkeiten setzen voraus, daß der Stein Widerstand bietet, sie sind also immer Kraftübungen.
Bei Speckstein ist diese Grobbearbeitung mehr Schwung- und Gelenkigkeitsübung, bei härteren Gesteinen beziehen sich die Gelenkigkeit und der Schwung auf das Ellbogengelenk, aus dem heraus mit relativ kurzen, kraftvollen Bewegungen gearbeitet wird, während das Handgelenk fast ruhig gestellt ist. Das Schultergelenk ist dann entsprechend der Bewegungsrichtung und Größe/Lage des Werkstücks eingesetzt.

Diese Kraftübungen eignen sich besonders zum Konditionstraining, stimulieren die Atmung und den Kreislauf, sind also für gehbehinderte Patienten und Rollstuhlfahrer (bei intakten oberen Extremitäten) gut angebracht.

Kraftvollen Zielübungen kommt die Steinbearbeitung entgegen bei Koordinationsstörungen, da es anfangs nicht auf präzises Arbeiten ankommt und Stein (hier etwas härterer Stein) recht "duldsam" ist. Solche Übungen werden nur mit dem Hammer (bzw. Hammerspitze) durchgeführt, es sei denn, man kann die meißelführende Hand vor Ausrutschern schützen, etwa indem man den Meißel mit einem seitlichen Ausleger zum Halten versieht.

Geistige Förderung

Der geistige Aspekt liegt nicht so sehr im Erlernen von Ordnungsprinzipien, sondern hat eher Einwirkung auf das Vorstellungsvermögen und Formempfinden, also allgemeinere Qualitäten, deren Förderung Voraussetzung sein kann für systematisches Arbeiten (Rationalität) an anderen Werktechniken.

Auch die Konzentration, die Merkfähigkeit, die Möglichkeit zur Strukturierung wird eher auf grundlegender Ebene beübt, während sorgfältiges und genaues Arbeiten aufbauend und gezielt erreicht werden kann durch die Auswahl und Steigerung der Aufgaben.

Sehr geeignet ist die Technik zur allmählichen Steigerung des Abstraktionsvermögens, zumal wenn erst Arbeiten vorgenommen werden, die nur eine Weiterführung der gegebenen Form verlangen, und darüber zur bewußten Anpassung an die Vorstellungskraft hinführen, also stufenweise die Abstraktion erarbeiten lassen, wie es bei kaum einer anderen Technik, außer vielleicht Holz, möglich ist, weil eben hier von einer bereits vorhandenen Form ausgegangen werden kann.

Daß hier auch Wahrnehmungsleistungen geübt werden können, nämlich visuelle (flächig und räumlich), taktile (Beschaffenheit, Kühle) und auch in besonderer Weise kinästhetische, macht die Technik - obwohl sie im therapeutischen Bereich ein Randdasein führt - interessant.

Emotionale Förderung

Die Formgestaltung, ausgehend von einer naturgegebenen Form und mit einem lebendig wirkenden Material, ist in Bezug auf die emotionale Förderung der hauptsächliche Bestandteil.

Hierbei kann sich die Persönlichkeit an dem Material Stein messen und seine positiven Eigenschaften verinnerlichen.

Es entsteht eine Auseinandersetzung, die die Phantasie in reale Bereiche holt, somit pathologisches Ausufern in produktive Kreativität umwandeln hilft.

Beeindruckend am Stein ist das im wahrsten Sinne des Wortes Boden-ständige, seine Festigkeit und sein eigenständiger Charakter, der aber nicht abweisend wirken muß, sondern sehr zugängliche Reize hat, wenn die Technik beherrscht wird, was ja bei weichen Steinsarten nicht übermäßig schwer ist.

Der psychisch gehandicapte Patient wird an diesem Werkstoff entwe-der aufgeben oder sich entwickeln. Es liegt weitgehend in der Hand des Therapeuten, die Entwicklung einzuleiten und fördernd zu begleiten. Der Patient soll in die Lage versetzt werden, zu gestalten, dies auch zu erkennen, es gezielt zu tun und Gefallen an seiner Arbeit, an seinem Ergebnis zu finden.

Besonders auch affektive Störungen können hier behandelt werden, und durch die relativ kraftvolle Arbeit wird etwaigen Rückzugstenden-zen entgegengewirkt. Innerhalb einer Gruppe angeboten, kann Kom-munikation wie Interaktion gesteigert werden, begünstigt durch ein schnelles Beherrschen der Arbeitsinhalte, auf die dann etwas weniger Konzentration gelegt werden muß.

An dieser Technik ist zudem die psychische Leistungsfähigkeit (auch Ausdauer, Fähigkeit zu regelmäßiger Arbeit) zu erproben und zu meh-ren, bis hin zur Arbeitsfähigkeit.

Kontraindikationen

Vor allem abbauende (progrediente) Schwäche und degenerative/ent-zündliche Erkrankungen führen dazu, daß die Technik nicht eingesetzt werden kann, zudem Erkrankungen wie Parkinsonsche Krankheit und Multiple Sklerose, bei denen eine schnelle Ermüdbarkeit eintritt und bei denen die zur Verfügung stehenden Kräfte sparsam verwendet werden müssen.

Für Bettlägerige ist das Arbeiten mit Stein nicht möglich.

Etwas ältere Kinder können mit einfachsten Steinarbeiten (Bearbeiten von Speckstein mit Hartholz) betraut werden, darüber hinaus jedoch nicht.

Organisatorischer Aufwand

Vorweg sei gesagt: vor Steinstaub und Steinsplittern muß unbedingt ausreichend Schutz gewährleistet sein (Haut, Augen, Atemwege).!

Steinarbeiten sind nur in einem dafür vorgesehenen Raum möglich (wenn nicht im Freien gearbeitet werden kann), weil sie Abfall produzieren und bei der Behauung auch beträchtlichen Lärm.

Große Vorbereitungszeit entsteht nicht, nach dem Arbeiten muß der Arbeitsplatz gesäubert (gefegt, gewischt) werden, dies ist i.a. Aufgabe des Patienten.
Auch besondere Vorkehrungen am Arbeitsplatz sind nicht notwendig, der Gesamtaufwand für Steinarbeiten ist gering.

Anpassungen

Anpassungen sind bei der Steinbearbeitung über Griffveränderungen möglich, so Griffverdickungen mit Schaumstoff von Hammer, Meißel, Schaber, Raspel.
Der Hammer muß ein nicht zu geringes Gewicht haben, es kann aber ein schwerer Hammer bewußt gewählt werden. Je schwerer der Hammer ist, desto kürzer muß der Griff sein , um ein passivers Abkippen des Handgelenks zu vermeiden. Mit leichten, spitzen Hämmern kann ohne Meißel direkt der (weiche) Stein behauen werden.

Das Halten des Meißels kann, wie erwähnt, über eine seitliche Führung (Ausleger) erfolgen, nur ist das Empfinden zunächst ungewohnt.

Adaptationen des Werkplatzes sind nicht geeignet.

> *Bemerkungen zur Technik Steinbearbeitung:*
>
> *Der Einsatzbereich ist in erster Linie funktionell, darüber hinaus wirkt die Technik über Formentwicklung.*
> *Die Arbeit erfordert Kraft, ist laut und mit Staubentwicklung verbunden, was den örtlichen Einsatz beeinflußt.*
> *Abgesehen vom Kraftaufwand und notwendigen Koordinationsleistungen sind die Anforderungen mittelschwer.*
> *Der Aufwand ist recht niedrig.*
> *Gruppen-geeignet : nein, aber kleinere Steinarbeiten können bedingt innerhalb einer Gruppe durchgeführt werden.*

2.18. Tonarbeiten

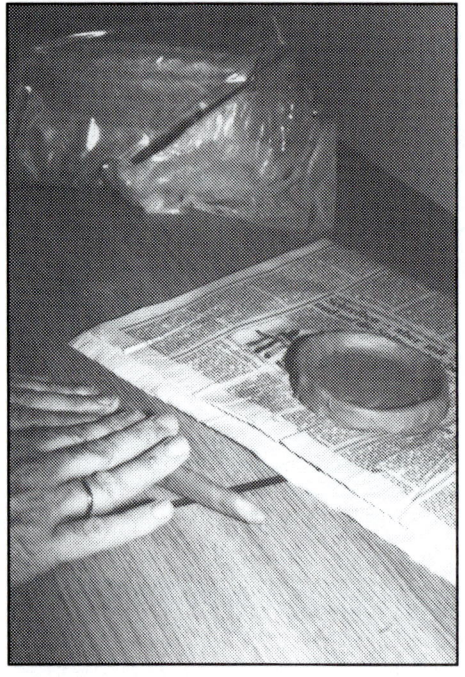

Tonarbeiten sind von ihren rein formerischen Inhalten her bereits unter Kneten/Formen besprochen.
Darüber hinaus bietet Ton noch weitere Teilaspekte, die ich hier gesondert erwähnen möchte.

Abgesehen von den freien Arbeiten lassen sich Gegenstände herstellen wie Kacheln, Bilder, Tassen, Krüge, Vasen.
Zur Verwendung kommt dann die Plattentechnik oder die Aufbautechnik.
In der Plattentechnik wird der Ton mit der Nudelrolle (Wellholz) auf die gewünschte Stärke ausgerollt und zurechtgeschnitten, für Becher dann in Form einer Rolle (zylindrisch) zusammengefügt, mit einem Boden versehen.

Die Aufbautechnik arbeitet auf einer Plattengrundfläche aufbauend mit Tonwülsten, die nach und nach aufgebracht und sorgfältig miteinander verbunden werden müssen. Hierbei können nicht-zylindrische Formen entstehen, so bauchige Vasen, Schalen usw.

Beide Arten beinhalten handwerkliche Keramikarbeiten ohne die Töpferscheibe, die zwar professionelles Arbeiten ermöglicht, doch im therapeutischen Bereich höchst selten Verwendung findet.

Ein weiterer Bestandteil dieser Tonarbeiten ist die Oberflächengestaltung, also Engobieren oder Glasieren, die therapeutisch völlig andere Inhalte als das Formen haben, aber notwendig damit zusammenhängen, wenn Kacheln oder Tassen/Vasen usw. entstehen sollen.
Nur bei naturbelassenen Dingen (Schalen oder luftdurchlässige Aufbewahrungsgegenstände) kommt dies nicht zum Tragen.

> **Wichtigste Arbeitsinhalte:**
>
> *Schlagen des Tons* * *Ausrollen* * *Wülste rollen* * *Wülste anformen* * *Verstreichen.*

Körperliche Förderung

Um Lufteinschlüsse zu vermeiden, muß der Ton vor weiterer Bearbeitung geschlagen werden, und zwar in der Weise, daß er mit den (meist beiden) Händen angehoben und mit Schwung auf den Tisch gebracht wird.
Hieraus ergibt sich die Form der grobmotorischen Förderung, also die mit relativ viel Kraft durchgeführte Schwungbewegung aus der Schulter heraus, dabei wird der Ellbogen wenig beansprucht. Diese Bewegung ist am besten bilateral zu machen.

Das Kneten des Tons bietet gleiche Aspekte wie unter 2.8. beschrieben.

Das Auswellen mittels Nudelholz erfordert Faustschluß beidseitig und eine Streck-Beuge-Bewegung des Ellbogens, verbunden mit Anteversion des Armes. Statt Faustschluß kann die Streckung der Finger erreicht werden, wenn die Hände auf das Nudelholz gelegt werden (ersatzweise Flasche o.ä.), es kann u.U. verlangt werden, daß Druck nur bei der Bewegung zum Körper hin aufgebracht wird.
Ähnliches geschieht beim Rollen der Wülste, die Bewegung ist nahezu identisch, jedoch läßt sich für den Patienten der Druck unmittelbarer kontrollieren.
Feinmotorische und sensible Ansprüche entstehen beim Verstreichen des Tons, vor allem im Spitzgriff und damit verbundenen Bewegungen, auch separate Bewegungen des Daumens sind möglich.

Weitere funktionelle Aspekte sind ebenfalls unter Kneten/Formen zu entnehmen.

Geistige Förderung

Die Ansprüche an geistige Qualitäten sind höher bzw. anders anzusetzen als beim Kneten und Formen.

Es ist Ziel, über mehrere Arbeitsschritte hinweg einen geplanten Gegenstand anzufertigen, das heißt es muß schon planvoll gearbeitet werden.

Schon bei der Herstellung einer Kachel, die ja zunächst - und abgesehen von der Randbearbeitung - nur einen einzelnen Arbeitsschritt verlangt, muß dieser sorgfältig und mit Überlegung ausgeführt werden. Ein zielloses Rollen wird nicht das gewollte Ergebnis bringen. Hier muß durch den Patienten die Arbeitsfläche plan-und sinnvoll hergerichtet werden, es muß sorgfältig gearbeitet werden (auch wenn zwei Leisten als "Führungsschiene" gleichmäßige Stärke garantieren).

Kommt die weitere zylindrische Verarbeitung dazu, wird schon mehr praktisches Denken verlangt, das gilt ebenso für die Aufbautechnik.

Die Konzentration wird ebenso gefördert wie die Merkfähigkeit. Man wird den Patienten bald dazu anhalten, sich den benötigten Ton selbst zu nehmen, den Rest feucht zu halten, Abschnitte/Abfälle zur Wiederverwendung ebenfalls, ihn also in vollem Umfang an der Arbeit zu beteiligen.

Konzentration und Merkfähigkeit wie die strukturierenden und organisatorischen Fähigkeiten werden durch die Wiederholung erlernt, die in ihrem Ablauf sinnvoll sein muß und durch den Therapeuten überprüft wird. Je unmittelbarer diese Ziele angegangen werden, desto strikter ist auf der gleichbleibenden Reihenfolge und auf direktem Handeln zu beharren. Das heißt, nicht benötigter Ton wird immer sofort wieder verschlossen oder feuchtgehalten, abwechselnde Vorgänge bei der Arbeit (Schlickern - Wulst auflegen - außen verstreichen - innen verstreichen) haben auch regelmäßige Reihung.

Emotionale Förderung

Zu einem Teil gilt das bereits beim Formen Gesagte. Es sind aber strengere Formvorgaben zu beachten, die ein Vorgehen notwendig machen, das nicht spielerisch ist, sondern ein wenig an Selbstdisziplin erfordert und den Patienten zur Beherrschung seiner Psyche hinführt.

Die Kreativität kann unterstützt werden mit dem Wachsen an vorgegebenen Formungen, sich aber darüber hinaus entwickeln und modifizieren.

Die Äußerung des Inneren ist beim Tonen nicht so stark, also die Preisgabe von Gedanken und Gefühlen, die beim freien Formen deutli-

114

cher darliegen. Somit kann man sich ausdrücken, ohne sich offenbaren zu müssen.
Erst Stück für Stück, entsprechend seiner emotionalen Stärke, kann man sich von den Vorgaben lösen und seiner Phantasie einen Raum lassen, der zu verkraften ist.

Diese dynamische Komponente, die auch auftritt in bezug auf Kommunikation-Rückzug und Denken-Handeln, begünstigt sehr die Stabilisierung der Persönlichkeit und des Ichgefühls, wodurch sich psychische Schwierigkeiten besser meistern lassen.

Kontraindikationen

Siehe Kneten/Formen.

Kinder sollten im Gegensatz zum freien Kneten erst im Schulalter (günstiger ab 10-12 Jahre) mit strengerer Formgestaltung, also mit Plattentechnik und Aufbautechnik, beschäftigt werden.

Organisatorischer Aufwand

Der Platzbedarf ist beim Auswellen des Tons größer als beim Kneten aus der Hand, doch ist eine Vorbereitungszeit nicht einzuplanen, die Technik ist ebenfalls schnell einsetzbar.

Ton schmiert allerdings und ist daher eine ortsgebundene Technik bzw. verlangt beim ambulanten Einsatz mehr Aufwand für Vorkehrungen.

Unbedingt erforderlich ist das Brennen des Tons und evtll. das Glasieren. Dieser Aufwand ist zu berücksichtigen (Einräumen des Tonofens, ggfs. Weggeben zum Brennen, Bemalen, Glasieren evtll. außerhalb der Therapieeinheit).
Dies ist organisatorisch gesehen ein Nachteil gegenüber anderen formbaren Materialien, doch enthält Ton von allen Knet-und Formarbeiten den höchsten Gebrauchswert.

Anpassungen

Sie sind hier erreichbar über das Ausrollen. Schon beschrieben wurde das Rollen oder das (unregelmäßige) Flachdrücken mit den Händen, das Nudelholz kann in den Griffen verändert werden, mit einem starren

Metallbügel läßt sich auch einhändig walzen.
Die weiteren Werkzeuge (Messer, Schlagholz, Modellierstäbe) können geringfügig verändert werden, kommen aber nicht so häufig zum Einsatz, daß dies unbedingt zweckmäßig erscheint (es sei denn, sie können überhaupt nur adaptiert gegriffen werden).

> *Bemerkungen zur Technik Ton:*
> *Der Einsatzbereich ist zwar funktionell, hat aber außerordentlich starke psychische Aspekte, während die geistige Förderung der jeweiligen Aufgabenstellung entspricht.*
> *Der Aufwand ist im allgemeinen niedrig.*
> *Gruppen-geeignet : ja*

2.19. Weben.

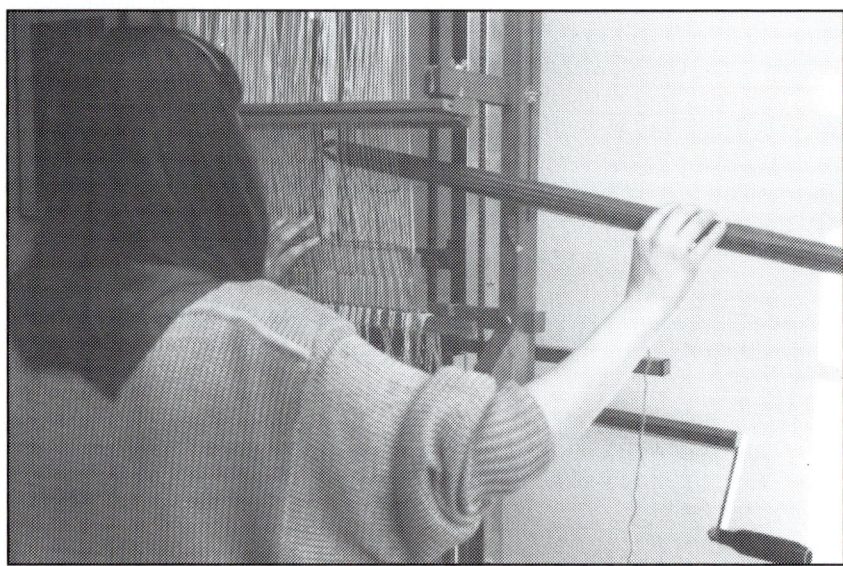

Das Weben ist eine der vielseitigsten Techniken. Ich beschränke mich in der Darstellung auf die Arbeit am Rahmen und weise auf Möglichkeiten wie Plättchenweben, Weben auf Pappe, Rundweben, Perlweben und die verschiedensten Arten bildnerischen Webens hier lediglich hin.

Das Wesen des Webens besteht darin, daß die festen Kettfäden mit dem losen Schußfaden verbunden werden, so daß ein Gewebe ent-

116

steht, das in sich schon ein Ergebnis darstellt (Decke, Läufer) oder weiterverarbeitet werden kann (Taschen, Kissen, Jacke...).

Der Schußfaden bestimmt (mit Ausnahmen), wie das Gewebe aussieht (Farbe, Muster, grob, fein), ist also das eigentliche, aktive Arbeitsmittel. Unterschieden werden kann zwischen Stopfweben und Fachweben. Beim Stopfweben bleiben alle Kettfäden in einer Ebene, der Schußfaden wird in Auf-und Abbewegung verarbeitet. Beim Fachweben muß vor jedem Richtungswechsel aus den Kettfäden ein "Fach" gebildet werden, der Schußfaden wird seitlich hin- und herbewegt. In beiden Fällen ist der Schußfaden zumeist auf einem Webschiffchen (Webnadel) aufgewickelt.

Das Fachweben, das in erster Linie besprochen wird, hat damit in den Bewegungsrichtungen mehr Aspekte als das Stopfweben, es ist adaptierbar, auch in der Art, daß durch Beinbewegungen das Fach gebildet wird (Kufenwebstuhl).

Das Gewebe kann einfarbig werden oder mit Streifen und weiteren Mustern versehen sein, die das Webprinzip nicht verändern. Erst bei ganz bestimmten Musterungsarten wird der Bewegungsablauf ergänzt bzw. unterbrochen mit anderen Arbeitsweisen.

Wichtigste Arbeitsinhalte:
Abgesehen von den Vorbereitungsarbeiten (wie Kette berechnen und wickeln, auf den Rahmen bringen): Wolle auf das Schiffchen bringen * Fach bilden * Durchstecken des Schiffchens (Schuß) * Anschlagen mit dem Kamm * neues Fach bilden. Dieser Vorgang ist sehr regelmäßig und erhält mit zunehmender Übung einen festen Rhythmus, der nur bei Farbwechsel, Einzählen von Mustern unterbrochen wird.

Körperliche Förderung

Es ergibt sich aus der Technik, daß Arme und Schultern besonders gefordert sind, und zwar bilateral.

Das Fachbilden erfolgt mit (fast) gestreckten Armen in vertikaler Ebene (Anteversion der Schultern), das Anschlagen, also das Ziehen des Kammes zum Körper hin geschieht mit Beugung und Streckung des Ellbogens, das ausholende Durchstecken des Webschiffchens (in Abhängigkeit von dessen Länge) kombiniert die Ellbogenbewegung mit der Abduktion und Adduktion der Schultern.

In der Hand findet - teilweise auch beidseitig - das Halten statt, meist mit Spitzgriffstellung in den Fingern und opponiertem Daumen (Kamm). Das Schiffchen wird mit einem Faustschlußgriff geführt und entgegengenommen. Durch den zwangsläufigen Wechsel der Bewegungen ist die Beübung reziprok (Schließen-Öffnen).

Weitere feinmotorische Übungsinhalte sind beim Greifen der Wolle gegeben, die im Bogen über die gesamte Breite gelegt wird, hierbei entstehen feine Bewegungen, in denen auch die Sensibilität enthalten ist und trainiert wird.

Auch ohne Adaptation des Arbeitsplatzes erfolgt eine Aufrichtung im Rücken, die aktive Vor- und Rückbewegung findet zwangsläufig statt und kann bei Bedarf noch gezielter herbeigeführt werden.

Geistige Förderung

Ordnungssinn, Konzentration und planvolles Vorgehen steht im Vordergrund der Technik. Diese und andere Qualitäten werden durch die regelmäßige und häufige Wiederholung besonders geübt und sind als relativ einfache Aufgabenstellung anzubieten sowie zu steigern.

Die logischen Strukturen begünstigen mathematisches Denken, besonders wenn es zusätzlich um Berechnungen geht, doch auch ohne diese müssen die Regeln des Webens zwangsläufig befolgt werden. Besonders die Reihung der Arbeitsschritte gibt einen guten Trainingseffekt in Bezug auf abstraktes, folgerichtiges Denken, die Rationalität ist darin ein Mittelpunkt.

Es ist dabei nicht schwierig, die Übersicht zu behalten, die sich aus der strukturellen Anordnung ergibt und wenigstens gröbere Fehler unmittelbar sichtbar macht.

Auch sonstige Ordnungsprinzipien können durch genaue Vorgehensweise erarbeitet werden. (Abhängig etwa von der Anzahl der Reihen, von zeitlichen Vorgaben, Größenvorgaben).

Emotionale Förderung

Der Umgang mit Wolle ist angenehm, und das ansprechende Material mit hohem Aufforderungscharakter hilft, die recht strenge sonstige Struktur als nicht belastend zu empfinden, sie sich auf angenehme Art anzueignen.

Man fühlt sich nicht so schnell auf belastende Weise eingeengt, sondern erarbeitet sich die Aspekte, die Inhalt der emotionalen Förderung sein sollen, in konsequenter Weise, doch bei Erleben von guten Empfindungen.

Der psychisch gestörte Patient wird die wenigen Grundschritte recht schnell beherrschen, was ihm Sicherheit und erhöhtes Selbstwertgefühl vermittelt. So ergibt sich ein schnelles Erfolgserlebnis auch ohne Fertigstellung der Arbeit, nämlich durch das Erkennen eines Stückes Gewebe, das durch eigene Initiative entstanden ist.

Der Patient hat sich dabei den Gesetzen der Technik zu unterwerfen, erfährt dies aber (meist) nicht als negativ, sondern als erwünschten Halt und somit als Hilfe, besonders wenn er aufgrund der psychischen Schwierigkeiten sehr unsicher ist.
Die Kreativität steht dabei noch sehr im Hintergrund, die Phantasie wird auch keine freien Formen annehmen können wie beim Malen.
Vordergründig ist die Stärkung des Ich-Empfindens, das Ertragen einer gestellten Aufgabe, überhaupt das Handeln an sich. Hier ist dem Patienten weitgehend die Entscheidung abgenommen, die Fähigkeit zur Eigenverantwortlichkeit kann sich jedoch aus dem Halt an der Technik entwickeln.

Rückzugstendenzen kommt das Weben allerdings entgegen durch hohe Zugewandtheit zum Werkstück. Durch entsprechende Einrichtung des Arbeitsplatzes und sonstige therapeutische Einflußnahme wird dem entgegengewirkt.

Kontraindikationen

Hohe Einschränkung der Sehkraft sowie sehr unkoordinierte Bewegungen lassen diese Technik unangebracht erscheinen. Kinder sollten nicht vor dem Schulalter mit Weben beginnen, und dann erst später mit einem Rahmen, zunächst werden die Kettfäden noch auf Pappe gezogen, oder es wird auf andere Weise das Stopfweben angeboten.

Organisatorischer Aufwand

Das Wickeln der Kette und das Beziehen des Rahmens hat einen ganz erheblichen zeitlichen Aufwand. Hierfür sind mehrere Stunden anzusetzen. die berücksichtigt werden müssen, wenn die Arbeiten nicht mit dem Patienten zusammen während der Therapieeinheit gemacht werden können.

Der Aufwand ist jedoch variabel. Der Zeitbedarf ist wesentlich abhängig von der Größe des Werkstücks und der Anzahl der Kettfäden. Zudem ist es möglich, mehrere Meter Kette aufzuziehen, die dann nach und nach verwebt werden, also die Arbeit zu rationalisieren.

Auch der Platzbedarf ist groß. Der Webrahmen muß fest liegen oder stehen, zudem muß nach beiden Seiten genug Raum für die ausholende Bewegung vorhanden sein.
Dies hängt ebenfalls von der Breite des Rahmens ab.

Zu berücksichtigen sind die Nachbereitungsarbeiten (Knoten, Vernähen, Fehler beseitigen, evtll. Weiterverarbeitung).

Anpassungen

Die möglichen Anpassungen sind beim Weben am vielseitigsten von allen Techniken. Zunächst bestimmt die Breite des Rahmens und des Webstücks das Bewegungsausmaß der Arme. Durch Höhenverstellung des Rahmens und Neigungswinkel bis zur Senkrechten wird die Haltung des Patienten bestimmt, es kann im Sitzen und im Stehen gearbeitet werden (etwa zur Beübung der Wirbelsäule), auch für liegende Patienten im Bett ist eine Adaptation möglich.
Es gibt für die Kammverstellung diverse Adaptationen im Handbereich (so etwa zum Üben der Rotationsbewegungen im Handgelenk, Spitzgriff, Faustschluß) über Umlenkrollen ist eine Beübung von Hüfte oder Beinen möglich (Abduktionswebstuhl, Kufenwebstuhl, Bewegen durch Heben/Senken des Fußes im Sprunggelenk).

Insgesamt bietet sich das Weben am Rahmen für funktionelle Anpassungen optimal an.

Bemerkungen zur Technik Weben:

Der Einsatzbereich ist besonders funktionell geeignet, dabei außerordentlich vielseitig (durch Wahl der Aufgabe und Adaptationen). Hier auch gezielte Beübung der unteren Extremitäten. Geistige und emotionale Förderung ist vor allem bei umfassender Beteiligung des Patienten gut zu erreichen (Planung, Berechnen). Die Anforderungen sind leicht (reiner Webvorgang) bis schwer (kompliziertere Aufgaben, Berechnungen), je nach Aufgabenstellung. Der Vorbereitungsaufwand ist relativ hoch, sofern die Vorbereitungen nicht zur Aufgabe direkt gehören.
Gruppen-geeignet : als gemeinsame Aufgabe nein, aber es können mehrere Patienten innerhalb einer Gruppe weben.

2.20. Anhang: Werkzeuge

Stichwortartig soll kurz aufgeführt werden, welche hauptsächlichen körperlich-funktionellen Aspekte bei einem Werkzeug zu finden sind, ebenso Adaptationsmöglichkeiten sowie eventuelle Besonderheiten.

Beim Lesen dieses Abschnitts ist zu beachten, daß nur die wesentlichen Aspekte genannt werden können. Beabsichtigt ist, daß darüber hinausgehend durch den Therapeuten Überlegungen angestellt werden, was in dem Gebrauch eines Werkzeugs tatsächlich beim jeweiligen Patienten geschieht und erreicht werden kann, einmal in der Haltung selbst und dann in den Bewegungen mit dem Werkzeug (die die Haltung wieder verändern können).
Gefragt ist also die individuelle Beobachtung, die in Verbindung mit den Vorgaben des folgenden Textes ein komplettes Bild ergibt, auf dem die therapeutische Entscheidung basiert.

In Beziehung zu körperlicher Beübung kann Werkzeug völlig separat benutzt werden (ohne ein produktives Ziel, ohne eine Werktechnik), z.B. wäre dies die reine Schneidebewegung mit einer Schere, das Ausführen eines Hammerschlages, das gezielte Durchstecken eines Webschiffchens (ohne Wolle).
Macht man das langsam, gegebenenfalls mit direkter Führung durch den Therapeuten, gelingt eine Bewegungsanalyse, das Erlernen einer Bewegung oder die Kompensation eines pathologischen Ausfalls, und zwar in anderer, nämlich völlig bewußter Form. Das macht im physiologischen Bereich Sinn.

Im geistigen und emotionalen Bereich dagegen ist diese Übungsform nicht angebracht, hier stehen eindeutig die Inhalte einer Werktechnik im Mittelpunkt, durch sie wird erreicht, was als therapeutisches Ziel gesteckt ist. Ausnahme: bei geistigen Ausfällen (und z.B. bei Kindern) das Einstudieren einer Bewegung, um die Technik überhaupt zu ermöglichen.

Aus diesen Gründen führe ich bei den Werkzeugen auch nur Gesichtspunkte aus dem funktionellen Bereich auf.

Werkzeuge werden hier besprochen, soweit sie eine aktive Benutzung erfordern. Nicht berücksichtigt sind Einspannwerkzeuge, Unterlagen

(Amboß), Druckpressen sowie elektrisch betriebene Werkzeuge (Sägen, Bohrmaschinen, Nähmaschinen).

Alle Aspekte betreffen die Aktivhand, also jene Hand, die das Werkzeug führt. Die andere, Passivhand, hat natürlich ebenso Funktionen, etwa die des Haltens und Führens. Diese Tatsache darf nicht außer acht gelassen werden, wenn ein bestimmtes Werkzeug eingesetzt wird. Im Text wird nur soweit es notwendig erscheint auf die Passivhand eingegangen.

Ahle :

Faustschluß, je nach Stellung Abduktion der Schulter, Beugung des Ellbogens, unter Umständen leichte Rotationsbewegungen im Handgelenk.
Der Kraftaufwand ist abhängig vom Material
Adaptationen: Verdickung, T-Griff, Verstärkung am unteren Griffende als Widerstand
Beachte! Verletzungsgefahr durch Abrutschen , bewußten oder unbewußten Mißbrauch

Beitel:

Faustschluß.Wird verwendet zusammen mit dem Hammer (evtll. Gummihammer), so daß die Beübung in der führenden, nichtdominanten Hand stattfindet.
Adaptationen:Verdickungen mit Schaumstoff
Beachte! Verletzungsgefahr

Blechschere:

Kraftvolle Bewegung Richtung Faustschluß, mit opponiertem Daumen. Evtll. beidhändiges Arbeiten.
Adaptationen: keine besonderen Vorrichtungen.
Beachte! Anstrengendes Arbeiten.

Hammer:

Faustschluß. Schwung- und Kraftübung, größeres Bewegungsausmaß, Adaptationen: Griffverdickung, Formgriff, Schwere des Hammerkopfes. Verwendung mit anderen Werkzeugen (Beitel,Meißel) oder allein (Metallhammer- Treiben) Beachte! Gefahr stumpfer Verletzungen durch unkoordinierte Bewegungen (an Haltehand und möglicherweise Kopf, Nachbar)

Handbohrer:

bilaterales Werkzeug, das mit beiden Händen bedient werden muß. Die haltende Hand hat am oberen Werkzeugteil den Faustschluß durchzuführen, gleichzeitig muß ein Druck in Richtung Bohrerspitze

erfolgen (Kraft aus der Schulter/Arm), damit der Bohrer Halt findet. Die aktive Hand bedient die Kurbel, wobei diese ebenfalls mit einem Faustschluß gegriffen wird, es ist aber auch möglich, mit Zeige- und Mittelfinger sowie opponiertem Daumen zu greifen, oder bei Problemen im Daumen die Kurbel zwischen Finger 3 und 4 zu halten.
Adaptationen: vor allem der Kurbelgriff kann verändert werden, etwa durch eine Verlängerung oder Verdickung., aber es sind auch im Haltegriff Veränderungen möglich (T-Griff, runder Knauf).
Beachte! Fehlt die Kraft zur Führung, kann der Bohrer abrutschen und Verletzungen im Oberkörper herbeiführen.

Hobel:
Bilaterales Werkzeug. Die dominante Hand greift mit Faustschluß, während die führende, unterstützende Hand mit unterschiedlicher Stellung greifen kann, im allgemeinen ist sie flach oder übt Druck mit dem Ballen aus, bei ganz leicht gebeugten Gelenken. Der Kraftaufwand ist mittel und abhängig von der richtigen Einstellung und Handhabung.
Die Arme sowie der Oberkörper sind im Bewegungsablauf mit eingegliedert. Schwungbewegungen recht weiträumig.
Adaptationen: evtll. Griffverdickung, das sichere Führen muß gewährleistet bleiben.

Falzbein:
Sehr leichtes Werkzeug als Arbeitshilfe beim Papierfalten. Zum Ritzen wird es mit den Fingern 2-5 gehalten, der Daumen befindet sich gegenüber dem Zeigefinger. Es kann auch wie ein Bleistift gehalten werden.
Der Griff wird enger und fester, wenn mit der Kante ein Knick verstärkt werden soll.
Adaptationen: Griffverdickung mit Moosgummi o.a.

Feile:
Metallwerkzeug. Die Feile wird im Faustschluß gegriffen und mit relativ hohem Kraftaufwand in Auf-und Abbewegung (Schulter/Ellbogen) geführt, kann dabei mit den Fingerspitzen der anderen Hand unterstützt werden
Adaptationen: Griffverdickung, bilaterales Greifen (senkrechtes Feilen).
Beachte! Schutz vor Metallstaub (Augen, Mund).

Feinsäge:
Die Feinsäge hat einen Griff, der bei waagerechter Haltung senkrecht zum Körper steht. Daraus ergeben sich der Faustschluß, die Stabilisierung des Handgelenks beim Sägen sowie kurze, kräftige

Bewegungen in der Schulter (Anteversion) und geringe im Ellbogen (Flexion/Extension mit kurzen Wegen).

Die Feinsäge eignet sich vorwiegend für Arbeiten im Stehen, da der Druck allein durch die Bewegung nicht ausreicht.

Adaptationen: außer Griffverstärkungen nicht sinnvoll, bilaterales Arbeiten durch die Bewegungsrichtung ungünstig.Das trifft nicht zu, wenn eine handelsübliche Gehrungssäge verwendet wird, die einen senkrechten, geformten Griff hat und den erforderlichen Druck durch ihr Eigengewicht erreicht.

Laubsäge:

Sägerichtung und Griff senkrecht. Daher bringt das Gewicht des Armes einen großen Teil der benötigten Kraft, ein sinnvoll eingesetzter Schwung macht die zusätzliche Muskelaktivität gering.

Im Normalfall bewegt sich die Säge nur auf-und abwärts, nicht vorwärts, das Werkstück wird bewegt.

Erfordert ist recht hohe Koordinationsleistung.

Die Haltung der Säge mit dem Bogen zwischen Körper und Oberarm muß korrekt sein, um leichtes Sägen und gute Ergebnisse zu erreichen. Bei Verkanten zu hoher Kraftaufwand und Reißen.

Adaptationen: Der Griff ist so schmal, daß ohne Verdickung schnell eine Verkrampfung und Ermüdung erfolgt.

Lineal:

Bewegungen: Greifen, Schieben. Greifen gute Opponensübung, Schieben besonders mit antagonistischen Bewegungen der Fingermittel- und Endgelenke, Seitwärtsbewegungen im Ellbogen. Halten mit Handdruck.

Adaptationen: rutschhemmendes Einhänderlineal, Verwendung von Stahllineal, Arbeitsebene (waagerechte Linien zeichnen an schräger oder senkrechter Ebene).

Linolmesser:

(wird im Text nicht besprochen). Faustschluß, Arbeiten vom Körper weg, Seitbewegungen im Handgelenk. Kräftiges Arbeiten, auch aus der Schulter heraus.

Beachte! Durch scharfe Messer und Ausrutschen der Bewegungen Verletzungsgefahr. Für den therapeutischen Bereich sehr bedingt einzusetzen.

Locheisen:

Wird zusammen mit einem Hammer verwendet (Leder, Papier), der funktionelle Aspekt des Locheisens selbst betrifft nur die führende Hand, die mit einem Faustschluß greift. Zur genauen, senkrechten Führung und Aufsetzen in gleichmäßigen Abständen (Lochserie)

sind koordinierte Bewegungen, relativ fein dosiert, unumgänglich.
Adaptationen: spezielle Adaptationen empfehlen sich nicht.

Lochzange:
Sehr kraftvolle Faustschlußbeübung mit Stabilität im Handgelenk.
Adaptationen: Griffverstärkung, rutschfeste Umwickelung.
Beachte! bei Schwäche in der Hand entstehen leicht Fehlhaltungen zur Kompensation (Schulterhochstand, Verkrampfung im Arm).

Lötkolben:
(im Text nicht beschrieben) Feinmotorische Ansprüche an das Halten und Führen. Sehr sorgsames Arbeiten erforderlich, aber minimale Kraft, Neigung zur Verspannung wird nicht gefördert. Koordinationsleistungen beider Hände notwendig. Gesichtspunkte mehr geistig-emotional als funktionell.
Adaptationen: nicht sinnvoll.
Beachte! Verbrennungsgefahr. VDE- Sicherheitsvorschriften. Einsatz mit Personenschutzschalter (FI- Schalter)

Meißel:
Nur in Zusammenhang mit Schlagwerkzeug (Hammer), also beidhändig, einzusetzen. Therapeutischer Bereich: Holz, ggfs. Mosaik.
Meißelführende Hand: fester, aber nicht zu kräftiger Faustschluß. Stabilität im Handgelenk, evtll. leichte Drehbewegungen im Ellbogen.
Adaptationen: Greifveränderungen, evtll. L-förmiger Ausleger oder Hohlschild als Handschutz.

Messer:
verschiedene Arten (Schnitzmesser, Universalmesser, Präzisionsmesser). Halten durch Faustschluß, bei feineren (Schnitz-) Arbeiten wird mit Daumen/Zeigefinger geführt.
Kraftaufwand gering bis mittel (Papier-Holz), aber Ansprüche an Genauigkeit und Sorgsamkeit, koordinierte Bewegungen.
Adaptationen: scheinen pauschal nicht sinnvoll, da beim Arbeiten mit dem Messer Greiffunktionen gegeben sein sollten und zwischen diversen Messergrößen und -Griffen zu wählen ist.
Beachte: Verletzungsgefahr (Schnitt, Stich) bei unsachgemäßem oder unkonzentriertem Umgang. Bei schlecht kontrollierbaren Patienten nicht einsetzen.

Modellierstäbe:
Haltemöglichkeiten im Bleistiftgriff für lockeres, freies Arbeiten mit Einbeziehung des Handgelenks, oder im Faustschluß für kräftigere Arbeiten (Schaben, Aushebungen) mit relativer Feststellung des Handgelenks , u.U. unter Beteiligung des Ellbogens und der Schul-

ter. Die Vorzüge liegen aber mehr in der unverspannten Handhabung, in feinen Steuermechanismen (Richtung, Druck). Adaptationen: Verdickung, Kugelgriff, Anformung von Griffmulden. Das Anbringen handelsüblicher Griffveränderungen ist nicht möglich, wenn der Modellierstab an beiden Enden Ausformungen besitzt.

Nadel:

Gemeint ist die Nähnadel (Nähen/Sticken, Applikationen). Das Halten der Nadel geschieht im Dreipunktgriff oder Spitzgriff, sie wird mit dem Daumen gegen Zeigefinger oder Zeige- /Mittelfinger gedrückt. Solange dies locker und dosiert möglich ist, entsteht eine Beübung dieser Greiffunktionen.

Sobald durch Unsicherheit, mangelnde Sensibilität oder Koordinationsfähigkeit die Dosierung entfällt, entsteht eine Verkrampfung v.a. in den Daumengelenken, da das Halten zudem nicht dynamisch, sondern nahezu statisch erfolgt.

Bei freier Führung der Nadel wird eine lockere Bewegung im Handgelenk erreicht, und bei entsprechend langen Fäden sind großräumige Bewegungen (Grobmotorik) enthalten.

Adaptationen: Nein.

Beachte! Nähen ist für die Augen anstrengend, kann zu Verkrampfung führen. Nicht einsetzbar bei Tremor.

Pinsel:

Abhängig von der Pinselgröße Bleistiftgriff oder halb geöffneter Faustschluß. Kraftaufwand sollte vermieden werden (das ist beeinflußbar und kontrollierbar).

Sehr gute Übungsmöglichkeit zur Entkrampfung, für Schwung- und Zielbewegungen

Bilaterales Arbeiten ist bei stärkeren Pinseln und etwas gröberen Arbeiten möglich, doch muß bedacht werden, ob der therapeutische Sinn tatsächlich damit erfüllt wird.

Adaptationen: verschiedene Formen der Griffveränderung. Möglich ist auch die Verwendung bei inkompletten Lähmungen, mit Prothesen, an Armstümpfen, entweder durch Anwicklung oder andere Anbringungen.

Pinzette:

Dient einerseits einer feinen Greifbewegung, entweder nur Zeigefinger/Daumen (Stellung senkrecht) oder Finger 2-4 mit dem Daumen opponiert (Stellung waagerecht-diagonal), gleichzeitig einer Zielbewegung. Sehr geringer Kraftaufwand, reziproke, aber kurze Bewegungen.

Sehr geeignet für Übungen per se (Greifen und Loslassen kleiner

Steinchen etc.

Adaptationen: durch Größe der gewählten Pinzette.

Schere:

Bei Scheren zum Hineingreifen ist Voraussetzung, daß der Daumen relativ gut opponierbar ist, in den Daumengelenken findet auch die Hauptbewegung statt. Geringe Flexion und Extension findet in Fingergrund- und Mittelgelenken statt unter wesentlicher Beteiligung der Finger 2-4, 5 nur bei entsprechend angeformten Griffen. Im Daumen besteht die Gefahr einer Verkrampfung. Außer der Förderung der Finger ergibt sich (abhängig von Schnittlänge und der Form) eine Streckung im Ellbogen und eine Anteversion in der Schulter.

Kraftsteigerung über das Material (Papier, Stoff, Pappe,Leder)

Adaptationen: Scheren mit einem Zangengriff, wobei beide Griffenden durch eine Kunststoff- oder Metallfeder miteinander verbunden sind. Hier Faustschluß gegen Widerstand.

Bei einfachen Haushaltsscheren Umwicklung gegen Druck.

Erhältlich sind Scheren in die - abgesehen vom Daumen - mit 1,2,3 sowie 3 Fingern plus kleinem Finger (außerhalb) gegriffen werden kann.

Schleifklotz:

Fassen mit opponiertem Daumen, Handballen liegt auf dem Klotz. Schleifbewegungen aus der Schulter, Ellbogen, Handgelenk. Arbeit senkrecht vom Körper weg: Ante/Retroversion d.Schulter; waagerecht vorm Körper: Ab- /Adduktion. Ellbogen immer Flexion und unvollständige Extension.

Bilaterales Arbeiten möglich.

Adaptationen: den üblichen Schleifklotz aus Kork durch ein Schleifbrett ersetzen, diverse Größen aus Holz, Leiste mit Schleifpapier umwickeln. Arbeitsebene verändern.

Schraubendreher:

Faustschluß. Drehbewegungen im Handgelenk (Supination kraftvoller bei Eindrehen der Schrauben, Pronation beim Hinausdrehen, bei Rechtsgewinde).

Adaptationen : bieten sich nicht an. Es kann aber der Kraftaufwand verändert werden (Wahl der Hölzer bzw. Metall, Dübel, der Schrauben; Vorbohren , oder Verwendung von Spielzeug - Schraubendrehern nur für die Ausführung der Drehrichtungen).

Beachte! Der Druck Richtung in Hand- und Fingergrundgelenke wirkt sich stauchend aus, deshalb nicht verwenden bei rheumatischen Beschwerden o.ä.

Seitenschneider:
Wird am günstigsten gehalten, indem der obere Bügel in der Hohlhand einliegt und vom Daumenballen oder Daumen gestützt wird, der untere Bügel wird mit Beugung der Finger 2-4 mit Druck in Richtung der Hohlhand geführt. Finger 5 dient zum (leichten) Öffnen des Bügels.

In dieser Weise findet eine Faustschlußübung statt, in erster Linie sind die Fingermittel- und Endgelenke beteiligt.Möglich, doch ungewohnt ist es, alle Finger 2-4 sowohl zum Öffnen als auch zum Schließen des Bügels zu verwenden, die Bewegungen werden dann stärker reziprok.

Adaptationen: es kann sinnvoll sein, die relativ glatten Griffe zu umwickeln, oder eine Feder zur Erhöhung des Widerstands einzusetzen.

Spachtel:
dient dem Faustschluß und vor allem größeren grobmotorischen Bewegungen, die aber bei kleineren Stücken weniger zur Geltung kommen (so Mosaik, Ausspachteln von Holzflächen).

Adaptationen: Spachtel sind mit verschiedenen Holz- und Kunststoffgriffen erhältlich, über die hinaus eigene Adaptationen seltener erforderlich sind. Bei Klebstoffen wird ein Zahnspachtel verwendet.

Stempel:
Über Stempel kann keine einheitliche Aussage in der Feinmotorik getroffen werden. Kleinere Stempel werden mit den Fingerspitzen gegriffen, evtll. Spitzgriff, und Naturmaterialien (Blätter) als Stempel mit streichenden Bewegungen aufgebracht, während größere Stempel Faustschluß erfordern und bilaterales Arbeiten ermöglichen. Immer ist ein relativ hoher grobmotorischer Anteil enthalten, die Krafterfordernis hält sich in Maßen.

Adaptationen: Besonders Stockstempel können vielfach adaptiert werden (dünne/dicke Griffe, Kugel-, T-Griff, geformte Griffe, Anbinden an die Hand usw.)

Einfluß kann auch genommen werden über die Werkanordnung (Weg zur Farbe, hochgestellte Arbeitsfläche).

Webnadel:
Die Webnadel(Schiffchen) wird immer mit Faustschluß geführt, wesentlicher sind aber die Bewegungen der Grobmotorik. Das erforderliche Ausmaß vor allem der Streckung wird durch die Länge der Webnadel bestimmt, darüber hinaus sind Zielbewegungen nötig sowie das waagerechte Halten der Nadel.

Immer wird mit der Webnadel bilateral gearbeitet (Ausnahmen sind

möglich, aber für die Haltung problematisch), es muß sowohl Hand-Hand als auch Auge- Hand-Koordination stattfinden bzw. hieran erübt werden.
Adaptationen: keine bekannt.
Webkamm:
Der Webkamm wird mit beiden Händen gegriffen (sofern es sich um einen großen Webrahmen handelt) und zum Körper hin angeschlagen, danach zurückbewegt und entsprechend oben oder unten eingehängt. Diese koordinierten, fast zwangsläufig bilateralen Bewegungsabläufe enthalten wenig feinmotorische Elemente, aber eine synchrone grobmotorische Beübung, die mit relativ geringer Kraft, dafür seitgleich, auch in der Druckanwendung, sein muß.
Adaptationen: sind mit am vielseitigsten, als eins der "klassischen" Therapiewerkzeuge sind diverse Adaptationen als Zubehör vorhanden und können noch abgewandelt werden. So kann der Kamm zumindest in der vertikalen Richtung durch diverse Vorrichtungen verstellt werden (das Anschlagen erfolgt dann mit einer separaten Gabel), durch Pro- und Supination der Arme, Hebel, durch diverse Bewegungen in Füßen, Knien, Hüfte, hier entsteht eine sehr ergotherapeutische Weise der Beübung unterer Extremitäten.
Zange:
Grundsätzlich sind die Aspekte entsprechend dem Seitenschneider, erfahren jedoch in der Anzahl verschiedener Zangen ihre Abwandlungen.
Zangen, die zum Halten dienen (so Rundzange, Telefonzange) benötigen i.a. wenig Kraft, bei Verwendung zum Drahtbiegen kommen einige Bewegungen im Handgelenk hinzu.
Zirkel:
Starke Anforderung an koordinierte feinmotorische Leistungen. Es bewegt sich der Daumen gegengleich zum Zeigefinger, oder Dreipunktgriff. Sehr feine Steuerung des erforderlichen Drucks (Zu gering= Wegrutschen, zu stark= schlechte Bewegung oder Abbrechen der Spitze).
Adaptationen: keine
Beachte! Bei Sensibilitätsstörungen in den Fingern/Fingerspitzen ist der Einsatz des Zirkels schwierig bis unmöglich.

3. Anwendung anderer Vorgehensweisen

Die Werktechniken nehmen zwar einen guten Teil ergotherapeutischer Arbeit ein, doch zählen zu dieser noch andere Aufgaben. Diese Aufgaben sind durch die Ausbildungsordnung vorgegeben, lassen aber doch einen Spielraum in der therapeutischen Praxis zu, der eine nähere Reflexion dieser Inhalte erforderlich macht.

Alle diese Dinge sind durchaus sinnvoll in der Ergotherapie anzuwenden und nicht anderen Berufsgruppen vorbehalten, es ist lediglich eine Abhängigkeit von dem Einsatzbereich, Umfang und Wahl der Medien zu berücksichtigen.

Der Ergotherapeut vereinnamt und verändert die Inhalte- die ja ebenso wie die Werktechniken nicht ursprünglich aus dem therapeutischen Bereich kommen - für seine therapeutischen Zwecke, um ein medizinisch begründetes Ziel zu erreichen.
Wenn er also diese Methoden anwendet, kann durchaus eine Parallelität etwa zur Krankengymnastik oder zur Musiktherapie bestehen. Diese Parallelität hat ihre Berechtigung. In der Ergotherapie können die Methoden aber abweichen, modifiziert werden.

Das Wesentliche ist, ob mit der Wahl der Methode das Therapieziel erreicht werden kann und ob die Methode individuell das Mittel der Wahl darstellt.

Das entspricht den Werktätigkeiten, die ja nicht als Therapiemittel entstanden sind, deren Möglichkeiten man aber therapeutisch ausschöpft und gezielt und planvoll zur Behandlung anwendet.

3.1. Gymnastik/Bewegungstherapie

Gymnastik setzt Bewegungen ein, die ursprünglich vorhanden waren, aber aufgrund von Krankheit nicht mehr ausgeführt werden können, bzw. wenn der Verzicht auf diese Bewegungen zu Einschränkungen geführt hat. (Muskelinsuffizienz nach Bewegungsarmut).
Auch Überbeanspruchung und Belastung bei Fehlstellungen führt zu degenerativen Erscheinungen, die ein gesundes Bewegungsverhalten beeinträchtigen, so daß durch Beturnen entweder Verbesserungen her-

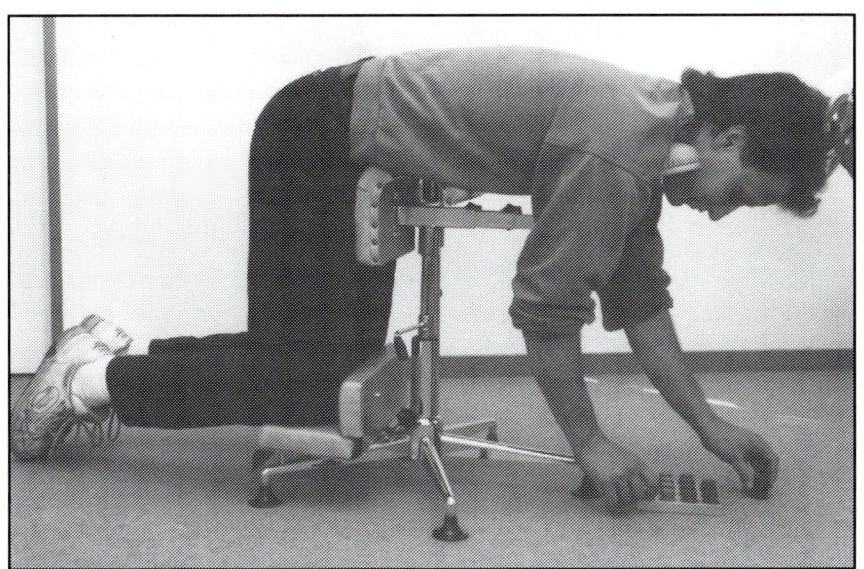

beigeführt oder Kompensationen gefunden werden müssen.

So ist Gymnastik wie die Bewegungstherapie eine künstlich angebotene Form der Beanspruchung, sozusagen ein Ersatz für verlorengegangene natürliche Anforderungen.

Sie ist entweder passager zur Behebung von Schädigungen notwendig oder dauerhaft erforderlich.

Auch in Form des Kreislauf- oder Fitnesstrainings ist dies eine Kunstform, die natürliches Verhalten " nachspielt".
Dabei macht Gymnastik Spaß und läßt sich mit einer Vielzahl von Geräten einzeln oder in Gruppen durchführen.

Für den therapeutischen Bereich ist Bewegungstherapie insofern relevant, wenn sie nicht der Fitness dient, dem allgemeinen Wohlbefinden, sondern wenn mit ihr Ziele angegangen werden, die medizinisch vernünftig und wichtig sind.

Daß Gymnastik wie Sport überhaupt eine bedeutsame prophylaktische Wirkung haben kann (zumindest für Kondition, Ausdauer) ist wohl unbestritten, im Zusammenhang mit ergotherapeutisch durchgeführter Bewegungstherapie interessiert aber nur die unmittelbare Behandlung von Einschränkungen.

Es sind aber nicht allein die Bewegungseinschränkungen, die gymnastisch behandelt werden, sondern auch affektive Störungen in Verbindung mit psychischen Erkrankungen; bei Koordinationsstörungen u.a. hat Bewegungstherapie einen Einfluß.

Einerseits sind derartige Übungen eine Abwechslung und Ergänzung zu Übungen durch Werktechniken, andererseits haben sie dort ihre Aufgabe, wo eine Werktechnik nicht indiziert ist, wo ein einzelner Bewegungsablauf nicht den Einsatz einer ganzen Werkaktivität rechtfertigt.

Hier wird mit allen Übungen gearbeitet, die geraten erscheinen. Das kann das reine Turnen ohne Gerät sein, das kann die Verwendung von Bällen, Keulen, Ringen und vielem anderen gymnastischen Gerät bedeuten. Es kann aber die Durchführung der gewünschten Bewegung ergotherapeutischer Methodik angeglichen werden, in der die Übungen recht praxisnah sein sollten und durch Ablenkungsfaktoren die häufige Wiederholung einer Bewegung begünstigen.

Jede ergotherapeutisch gebotene gymnastische Therapie muß selbstverständlich die Muskeln, Gelenke erreichen, die Grund unseres Einsatzes sind.

Die Übungsanordnung kann krankengymnastisch orientiert sein, kann aber auch (vor allem bei Kindern) sehr spielerisch gewählt sein, z.B. durch wettkampfartige Spiele oder Aufgaben, die geistig fordern, aber unbewußt genau die Bewegung(en) fördern, die erwünscht sind. Ähnliche Funktion erfüllt funktionelles Spielzeug, besonders wenn es sich um Beübung der Hände/Arme handelt. Auch Übungen an der Tafel (Schreib- bzw. Schwungübungen) sind denkbar.

Es ist zweitrangig, auf welcher Basis diese Übungen durchgeführt werden. BRÜGGER, FELDENKRAIS, VOJTA, BOBATH und andere haben bestimmte Übungsansätze aus ihren jeweiligen Erkenntnissen heraus entwickelt, die zum Teil auch im Zusammenhang mit bestimmten Körperregionen (etwa der Wirbelsäule) oder einzelnen Krankheiten (Spastiken) stehen.

Insofern wird es für den nicht speziell arbeitenden Ergotherapeuten nicht eine ausschließliche Grundlage geben, sondern er wird die Methodik seinem jeweiligen Patienten anpassen müssen.

Auch wenn man der einen oder anderen Art der gymnastischen Übung den Vorzug geben mag, wird man nur in bestimmten Fällen die jeweilige Vorgehensweise unverändert übernehmen.

Wichtiger ist, aus seiner Kenntnis von Anatomie und Pathologie heraus und unter Einfluß seines therapeutischen Verständnisses nicht nur die unterschiedlichen Methoden anzupassen, sondern selbst aus der Situation heraus eigene Übungen zu entwickeln.
Die Modifikation unterscheidet ergotherapeutische Bewegungsübungen von standardisierten Verfahren. Mit dem Patienten zusammen und für jeden Patienten wird unser Übungsplan entwickelt und jeder Veränderung angepaßt, entsprechend unserer therapeutischen Erfahrung.

So könnte man generell sagen, daß zwar Trainingsprogramme sich therapeutisch verwerten lassen, daß aber umgekehrt therapeutische Gymnastik nicht als allgemeines Trainingsprogramm geeignet sein muß.

Besonders hingewiesen sei hier noch auf die Behandlung von Schwierigkeiten in der Körperbeherrschung, wie Störungen der Balance, des Aufrichtens, der Koordination, des Körperschemas,der Affektivität überhaupt, die mit psychomotorischem Übungsmaterial durchgeführt wird, also mit allen Geräten, die gezielt auf die gewünschten Bewegungen hinarbeiten.
Auch hier gibt es Geräte, die bereits als "klassisch" bezeichnet werden können (Bälle, Schwebebalken, Stelzen), doch werden auch neuere Geräte entwickelt, so vielfach im Zusammenhang mit der Sensorischen Integration, zudem wurden Vorgehensweisen entdeckt, die sich therapeutisch nutzen lassen.
Auch diese sind ein Teil der ergotherapeutischen Bewegungstherapie.

3.2. Musik

Der ergotherapeutische Einsatz von Musik betrifft verschiedene Ebenen.
Trennen ließe sich die Therapie *durch* Musik von der Therapie *mit* Musik.

Letzteres betrifft in erster Linie Bewegungsübungen, die mit Hilfe musikalischer Elemente (Musik von der Platte und der Cassette, oder Klavier sowie rhythmischen Instrumenten) gestützt werden.

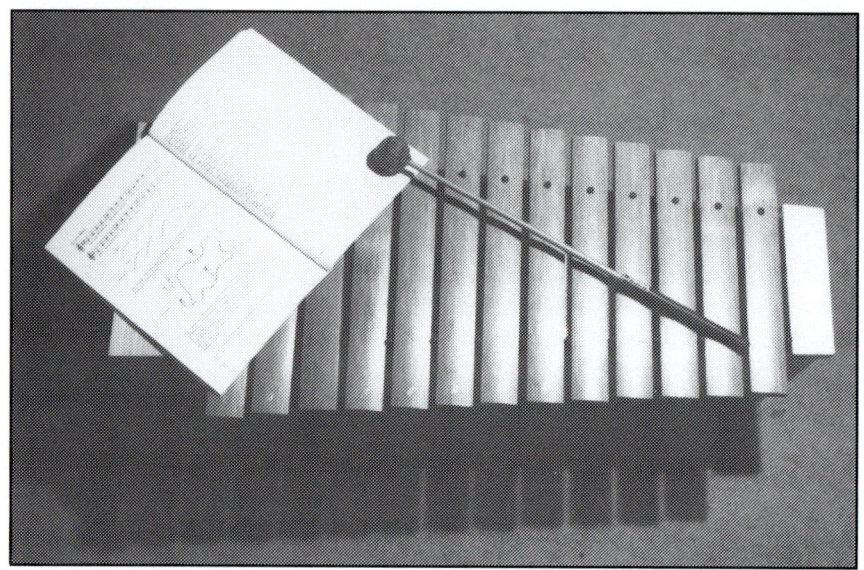

Musik ist dabei weniger unter ablenkenden Aspekten zu sehen als unter rhythmisch - bildenden. Der Schwung und Halt, der von der Musik geboten wird, kann eine sehr große Hilfe darstellen, wenn es darum geht, Bewegungsabläufe zu trainieren.

Nicht umsonst sind viele Gymnastik-Formen auf Musik aufgebaut, selbst eine konventionelle Gymnastik wird kaum ohne Musik ablaufen.

Und bei körperlichen Einschränkungen gewinnt sie an Bedeutung. Dadurch, daß sie mitreißend wirkt, werden Bewegungsabläufe fließender, logischer, organischer.

Ferner kann mit der Wahl der Musik die Schnelligkeit der Bewegungen gesteuert und zielvoll gesteigert werden.

Andererseits werden stupide Bewegungsabläufe leichter und schwungvoller - dies ist ein Aspekt, der ja auch durch Werktechniken angezielt wird - und das Beüben somit effektiver.

Hier macht sich der ablenkende Inhalt bemerkbar.

Musik in dieser Einsatzform eignet sich gut für alle koordinierten Bewegungen, ob es sich nun um eine einzelne Extremität handelt oder komplexe Bewegungsabläufe insgesamt betrifft.

Auf kinästhetischer Ebene müssen Abläufe erfühlt und erfahren werden. Das geht zunächst auch ohne Musik, aber mit Musik wird der Lernprozeß wesentlich unterstützt. Dabei spielt nicht nur der Rhythmus eine Rolle, sondern auch die Tonhöhe, die einen Bewegungsablauf analog begleiten kann.

Es entspricht dem Wesen der Musik, daß sie regelrecht etwas in Gang setzt. Bei stark rhythmischen Hörerlebnissen werden in den allermeisten Fällen Spontanbewegungen provoziert, ob es nun das Mitwippen mit dem Fuß ist, das Wiegen des Oberkörpers, Klatschen usw. Fordert man dazu auf, eine Melodie mit der Hand zu begleiten, wird die Hand sich in Richtung der Tonhöhe bewegen (aufwärts-abwärts, und eventuell kurvenartig entsprechend den Schwankungen.
Diese Spontanbewegungen müssen für den therapeutischen Zweck jeweils erarbeitet werden, ganz besonders, wenn durch die Krankheit diese Bewegungen nicht folgerichtig durchgeführt werden können. Dieses Erlernen geschieht auf bewußter Ebene (verbale Aufforderung zu einem bestimmten Bewegungsverhalten) oder unbewußt (Patienten in seinen Bewegungen beobachten und durch Musikauswahl das gewünschte Bewegungsmuster fördern).

Wenn der Patient in den Bewegungen und im Umgang mit der Musik (bzw. den Instrumenten) noch unsicher ist, ist es sinnvoller, mit einzelnen rhythmischen Geräten (v.a. Tamburin) zu arbeiten, da es dem Patienten mit bestimmten Einschränkungen schwer oder gar unmöglich wird, sich in eine strenge Rhythmusvorgabe (wie sie die Musikkonserve bietet) hineinzuhören und diese dann umzusetzen. Mit einem einzelnen Musikinstrument kann der Therapeut auf Unregelmäßigkeiten unmittelbar eingehen und behutsam steuern.
Der Therapeut kann so die Geschwindigkeit und den Wechsel der Schläge dem Patienten spontan anpassen.
Dieses Vorgehen erleichtert lediglich den Übergang, doch muß dann möglichst bald angestrebt werden, daß der Patient die Bewegungen der Musik anpaßt, sich "von ihr bewegen läßt", da sonst der gewünschte Effekt der Bequemlichkeit weicht.

Überall, wo Bewegungsabläufe als unphysiologisch beobachtet werden, kann die Anwendung von Musik in dieser Form indiziert sein, also etwa beim unsicheren Gangbild des Hemiplegikers, bei ataktischen Bewegungen usw.

Die Musik kann dazu dienen, die Balancefähigkeit zu steigern, dann wird mit Gymnastikgerät (Bälle, Ringe, Stäbe etc.) gearbeitet und mit der Musik die Geschwindigkeit vorgegeben (Balancieren von Stäben).

Die Musik kann rhythmisch bestimmte Werktechniken begleiten (nämlich diejenigen, die einen klaren Takt zulassen), sie kann dazu dienen, den Körper aufmerksamer zu beherrschen, Verkrampfungen zu lösen, die Koordination fließender zu machen.[1]

Therapie *durch* Musik verwendet vorwiegend Orffsche Instrumente.
Ich nehme die Trennung deswegen vor, weil der Patient bei der Therapie *durch* Musik sich unmittelbar einbringen muß, er äußert hier etwas von sich, muß sich auch mit dem Instrumentarium auseinandersetzen.

Diese Form der musikalischen Anwendung kann funktionell sein (besonders durch das Bedienen der Instrumente), die Vorzüge liegen aber besonders im geistigen sowie im emotionalen Bereich.

Mit Hilfe des Instrumentariums und seiner akustischen Wirkung lassen sich Strukturen erlernen und unmittelbar erfahren.
Es ist etwa ein hervorragendes Gedächtnistraining, Töne, Melodien, Intervalle, Rhythmen nachspielen zu lassen. Hier muß hohe Konzentration darauf gelegt werden, das Gehörte aufzunehmen, und es muß für das eigene Instrument umgesetzt werden, durch Merken wiederholbar sein.
Beginnend mit Wechselspielen (1 Ton vom Therapeuten, 1 Ton vom Patienten) wird zunächst die Gewöhnung an das Instrument (das in diesem Fall ein einzelner Klangstab sein kann) und an die Methodik erreicht.
Darauf aufbauend ist es analog der Entwicklung notwendig, die Anforderungen komplexer zu gestalten, durch Schnelligkeit die Reaktion zu schulen, abstraktes Denken zu fördern (Nachspielen einer Stimmung, Frage-Antwort Spiel mit kurzen Tonfolgen).

Bei recht hoher Motivation findet ein gutes Ausdauer- und Aufmerksamkeitstraining statt.

Für psychisch eingeschränkte Patienten gibt dieses Instrumentarium die Möglichkeit der Kommunikation, des Ausdrucks überhaupt, berührt aber gleichzeitig Empfindungen.Der Patient drückt über die Musik sehr

---

[1] Auf diesem Gebiet ist besonders hinzuweisen auf die Konzentrative Bewegungstherapie und die Steinersche Eurythmie

persönliches aus, aber anders als bei entsprechenden Werktechniken bleibt dieses offen dargelegte Denken oder Fühlen nicht bestehen, es verfliegt mit dem Moment, in dem es geäußert wird.

Vor allem bei großen verbalen Schwierigkeiten des Patienten ist dies für ihn eine Möglichkeit, sich bemerkbar zu machen, sich mitzuteilen. Der Patient kann "sein" Instrument selbst wählen - es gibt ja sehr leise, besinnliche Instrumente ,auf der anderen Seite sehr bestimmende, laute Instrumente- und kann da zweierlei erreichen: entweder entspricht das Instrument seinem dominierenden Charakter oder der überwiegenden Pathologie (Pole: ängstlich-zaghaft und ungehemmt-extrovertiert), oder er nimmt das Gegenteil seiner Mentalität als instrumentellen Ausdruck (ein sehr zurückhaltender Patient etwa eine große laute Trommel).
Therapeutisch kann man einerseits differenziert und andererseits abgestuft vorgehen und entsprechend seinen Zielen Instrument(e), Tonfolgen, Geschwindigkeit usw. bestimmen. Ebenso ist die Entscheidung zu fällen, ob der Patient über längere Zeit das gleiche Instrument bedient oder ob ein häufiger Wechsel angestrebt wird.

Letztendlich dient im emotionalen Bereich die Musik auch zur Bearbeitung der Probleme, hier ist sie dann eng verzahnt mit gesprächstherapeutischer Aufarbeitung.

Die musiktherapeutische Gruppe stellt gegenüber der Einzeltherapie sowohl eine Steigerung als auch eine Erleichterung dar. Erleichterung insofern, als die Fixierung nicht auf die eigenen Probleme erfolgt und das Erleben (zumal es meist ungewohnt ist) in der Gruppe lockerer ist; Steigerung dadurch, daß Aufmerksamkeit und Konzentration nun auf Gruppenmitglieder und deren Aktion zusätzlich gerichtet sein müssen, was sowohl geistig und psychisch mehr Einsatz verlangt.

Die genannten Formen der Musikanwendung setzen ein relativ intaktes Gehör voraus. Ein Spezialgebiet ist, mit spürbaren Schwingungen (tiefe Töne) zu arbeiten, ohne daß der Patient musikalische Elemente hören muß. Auf diese Anwendung will ich nicht eingehen, weil sie weitestgehend Musiktherapeuten vorbehalten bleibt, oder aber eine gößere Einarbeitung erfordert, eine Vertiefung in diesem Gebiet.

In der gängigen ergotherapeutischen Arbeit wird das Therapiemittel Musik jenen Einsatz finden, der erwähnt wurde und der inhaltlich sehr viele Variationsmöglichkeiten bietet, so daß eine gezielte Therapie bei allen entsprechenden Indikationsstellungen durchgeführt werden kann. Musiktherapeutische Elemente haben einen großen Anreiz für den Therapeuten ebenso wie für den Patienten.

3.3. Spiele

In der Ergotherapie kommen in vielen Bereichen - nicht nur in der Pädiatrie - Spiele zur Anwendung.
Daß Spiele der persönlichen Erbauung, der ablenkenden Ausgestaltung verfügbarer Zeit, der angenehmen Kommunikation dienen, liegt in deren Natur.
Diese Dinge machen Spiele noch nicht zum Therapiemittel, sind aber wichtige Voraussetzungen, warum sie - meist in adaptierter Weise - therapeutischen Zwecken dienen können.

Ein recht breites und eigenständiges Feld nehmen funktionelle Spiele ein, also Spiele, die gezielt der körperlichen Entwicklung dienen, sei es die allgemeine motorische Entwicklung im Säuglings- oder Kleinkindalter, sei es die motorische Entwicklung speziellerer Art auch im höheren Alter (um Entwicklungsverzögerungen aufzuholen oder nach Schädigungen Funktionen neu anzubahnen).

Einerseits kann man auf fertig zu erhaltendes Spielzeug zurückgreifen, andererseits Spiele adaptieren.
Gerade für Kinder gibt es viel funktionell gut durchdachtes Spielzeug, das sich ohne Veränderung (außer in einer gezielten Vorgehensweise) auch im Therapiebereich verwenden läßt. Auch für die Erwachsenenbehandlung ist mittlerweile sehr gutes funktionelles Spielzeug entstanden, manchmal in Zusammenarbeit mit Therapeuten. Das ist notwendig, weil Kinderspielzeug, das einwandfreie funktionelle Aspekte bietet und zum Beispiel eine bestimmte Greiffunktion optimal fördert, nur selten auch höhere Altersstufen interessiert. Und es ist wichtig, daß nicht nur die gewünschte Funktion vorhanden ist , sondern auch der altersentsprechende Aufforderungscharakter, sonst verliert das Spiel seinen ursprünglichen Reiz.

Sinn ist hier, den gewünschten körperlichen Effekt bei hoher Motivation und häufiger, gleicher Wiederholung und geringer Ermüdung zu erreichen. Gleichzeitig gibt das Spiel ja eine gewisse Unverbindlichkeit, so daß Mißerfolge nicht als dramatisch empfunden werden, sondern eher amüsanten Anklang haben. Dadurch wird die Frustration geschwächt oder aufgehoben. Bei den Werktechniken besteht eher die Tendenz, aufzugeben, sich anderen Dingen zuzuwenden, was therapeutisch aufgefangen werden muß. Beim Spiel kann - von Ausnahmen abgesehen- deutlich mehr ertragen werden.

Dieser Vorteil kann auch auf der geistigen Ebene vermerkt werden. Hier rücken aber andere Spielemöglichkeiten in den Vordergrund, die auf visueller Basis vielfältige Aufgaben beinhalten, so das Erkennen von Formen, logischer Zusammenhänge, die Merkfähigkeit (Kimspiele, Memory). Das Verfolgen des Spielablaufs bei Gesellschaftsspielen ist bei vorliegender geistiger Einschränkung schon eine Steigerungsform gegenüber einfacheren Zuordnungsaufgaben. Daß hier hohe Konzentration und die Ausdauer wirklich spielerisch erreicht werden, gibt dem Einsatz seinen Reiz, ebenfalls der spontane und flexible Einsatz sowie der jederzeit mögliche Abbruch des Spiels.

Über gängige Spiele hinaus lassen sich Spiele entwickeln, die den Raum oder einen größeren Bereich mit einbeziehen, in dem bestimmte Aufgaben während des Spieleverlaufs gestellt werden, die auf eine bestimmte Förderung des Patienten hinzielen (Erkennen, Merken, Verbinden usw.). Ebenso eine Abwandlung sind manche Gruppenspiele, die hohe Aufmerksamkeit, Gedächtnisleistung, Schnelligkeit und Eigeninitiative herbeiführen ("Ich packe meinen Koffer", "Mein rechter Platz ist leer", "Zublinzeln" , "Denkfix", "Pantomime" usw.) und sich in ihrer Ausführung der jeweiligen Gruppe anpassen lassen, durch Vereinfachung, Steigerung und ggfs. Themenanpassung.

Die Ziele werden vom Therapeuten gesteckt und durch entsprechende Moderation verfolgt. Effektiver kann der Einsatz sein, wenn Spiele von Mal zu Mal wiederholt und verändert werden. Dann ist auch ein Trainingseffekt abzulesen, der zeigt, ob das Spiel ein momentanes Vergnügen war oder ob die Behandlung durch Spiel einen sichtbaren Erfolg hat.

Ähnliches gilt für den psychischen Bereich. Das Spiel kann zunächst eine Ebene sein, an den Patienten überhaupt heranzukommen, wenn andere Techniken versagen oder wenn es sonst geraten erscheint, noch nichts handfestes anzubieten.

In der Einzeltherapie dient das Spiel dem Therapeuten zur Ergründung von emotionalen/geistigen Mängeln und als Basis für Kontaktaufnahme, besonders wenn der Patient wenig zugänglich erscheint.

In der Gruppentherapie ist das Spiel zeitweilig eine bessere Möglichkeit als eine Werktechnik, weil dabei gruppendynamische Prozesse nicht den Zwängen der Werktechnik unterworfen sind (z.B. zu hohe Konzentration auf die Technik), sondern mit dem Spiel der Ablauf gesteuert werden kann, auch durch spontane Anpassungen.

Wird es beispielsweise in der Gruppe zu hektisch, so wird durch eine einfache Spielaufgabe (entweder Veränderung des laufenden Spiels oder Einschub einer Aufgabe) Ruhe herbeizuführen sein, andererseits kann eine Aktivierung stattfinden, bestimmte Gruppenmitglieder können mehr oder weniger einbezogen werden usw.

4. Ergänzende Maßnahmen

Zu den ursprünglichen Inhalten der Ergotherapie, also den Werktechniken, haben sich Aufgaben gesellt, die mittlerweile einen ebenbürtigen Stand haben und das Aufgabenfeld erweitern, teilweise auch bereits im Berufsbild festgeschrieben sind (Selbsthilfetraining, Haushaltstraining).

Im Gegensatz zu den Dingen, die ich als "andere Vorgehensweisen" bezeichnet habe, entstanden diese Aufgaben direkt aus therapeutischen Ursprüngen und sind ausschließlich therapeutisch einzusetzen, also nicht Freizeit-geeignet oder als allgemeines Training gedacht.

Ob nun vom Ursprung her ergotherapeutisch - wie Selbsthilfetraining, sensorische Integration - oder als Abwandlung von Therapiemitteln anderer Bereiche - wie Schienenherstellung oder Wärmeanwendungen - die angesprochenen Bestandteile gehören zumindest in wichtigen Bereichen zu den ergotherapeutischen Aufgaben, teilweise bereits zum ergotherapeutischen Standard.

Daher ist eine Besprechung in diesem Rahmen erforderlich.

4.1. Training alltäglicher Verrichtungen

In allen Bereichen spielt die Anleitung zur Selbsthilfe eine Rolle. Ob körperlich, geistig oder psychisch bedingt: es ist ein Ziel, den Patienten weitgehend unabhängig von der Hilfe anderer oder einem Instrumentarium an Hilfsmitteln zu machen und die Dauer der Hilflosigkeit begrenzt zu halten.

Durchaus nicht immer, doch häufiger als heute noch der Fall kann durch gezieltes Training mit dem Patienten die Eigenständigkeit in Körperpflege, Ankleiden, Essen, Fortbewegen usw., bis hin zur Berufstätigkeit, deutlich verbessert oder gar voll erreicht werden.

Dies kann mit entsprechenden Adaptationen und Hilfsmitteln einhergehen, die durchaus nicht immer aufwendig und teuer sein müssen.

Das Training zur Selbsthilfe wird erforderlich, wenn der Patient durch seine körperlichen, geistigen oder seelischen Umstände nicht in der Lage ist, bestimmte Verrichtungen zu vollbringen.

In der Regel sind das zunächst Dinge, die vor der Erkrankung verrichtet werden konnten. Handelt es sich um eine Schädigung von der Geburt oder früher Kindheit an, sind es die Handlungen, die der Entwicklung entsprechend gekonnt werden müssen, um ein Leben unabhängig von Hilfe führen zu können.

Vor allem sind das Handgriffe, die für Toilettengang, Waschen, Ankleiden und Essen erforderlich sind. Darüber hinaus können Tätigkeiten geübt werden, die im erweiterten Sinne mit Selbständigkeit zu tun haben:

Rollstuhltraining, Einkaufen, Schul- oder Arbeitswege zu gehen, Verkehrsmittel benutzen usw.

Der Patient hat entweder aufgrund körperlicher Ausfälle Probleme, oder es bestehen Apraxien (im geistig-emotionalen Bereich),welche die Tätigkeiten verhindern oder erschweren.

Aufgabe des Selbsthilfetrainings ist es, den Patienten an das eigenständige Handeln heranzuführen.

Dieses reicht von einer leichten Korrektur von ungünstigen Haltungen oder Bewegungen bis zum Erlernen eines komplexen Ablaufs (etwa nach Schlaganfall, Unfällen mit Lähmungsfolgen, Amputationen, bei geistig behinderten Kindern/Jugendlichen).

Die Anleitung zur Selbsthilfe wird erforderlich, wenn der Patient selbst nicht den gangbaren Weg sieht. Dann braucht er den Therapeuten, der aufgrund seiner beruflichen Erfahrung und der individuellen Beobachtung des Patienten zeigt, wie ein Handgriff trotz Krankheit, trotz Behinderung vorzunehmen ist.

Zuweilen reicht ein Aha-Erlebnis, um bestimmte Dinge (wieder) tun zu können, häufig ist das Training langwieriger, mühseliger.

Dabei müssen meist Lernschritte einzeln vollzogen werden, das heißt es wird zum Anziehtraining (dies als Beispiel) jeweils ein Kleidungsstück eine Zeitlang beübt, und zwar aufbauend (beginnend mit Unterwäsche bis zur Wetterjacke) oder abbauend (zunächst Oberbekleidung). Für jedes einzelne Teil wird so lange das An- oder Ausziehen geübt, bis es beherrscht wird.

Vorher allerdings muß man - mit dem Patienten zusammen - einen Ablauf probieren und festlegen, wenn er optimal erscheint. Wenig Sinn hat es, jeden Tag andere Handgriffe für die gleiche Tätigkeit zu verlangen, hier ist ein Lernerfolg schwer zu erreichen.

Bei schweren Behinderungen, zunehmend auch mit höherem Lebensalter und entsprechend der Mobilität des Patienten, ist ein solches Training mühevoll.

Vorrangig dabei ist aber die Aussicht des Patienten auf Selbständigkeit wenigstens in Teilbereichen, also der persönliche Vorteil. Des weiteren ergibt sich aus dieser Selbständigkeit , daß weniger Hilfen notwendig werden (sowohl personeller Art als auch Hilfsmittel usw.). Das Selbsthilfetraining spart bei Erfolg also Zeit (so auch in Heimen) und materiellen Aufwand. Dieser wirtschaftliche Faktor ist gegeben und ist wichtig, wichtiger noch ist das Wohlbefinden des Patienten. Hilfe empfangen zu müssen (nicht zu dürfen!) ist eine Demütigung und trägt nicht zur Bildung von Selbstvertrauen bei.

Die Hilfe und Anleitung zur Selbständigkeit betrifft auch den beruflichen Bereich.

Zur Eingliederung des Patienten in eine berufliche Umwelt ist eine Arbeitstherapie erforderlich, die in das Berufsfeld der Ergotherapeuten fällt. Insbesondere zu nennen ist hier eine Belastungserprobung, Berufsfindung und allmähliches Heranführen an den angestrebten Beruf (dies kann der vormalige oder ein neuer Beruf sein) durch Steigerung der Belastbarkeit und der allgemeinen Fähigkeiten.

In solchen Fällen kann der Ergotherapeut am Arbeitsplatz beratend helfen oder die Anbahnung zur Normalität in einer Werkstätte für Behinderte beginnen. Ist eine Eingliederung in die freie Arbeitswelt nicht möglich, werden innerhalb der beschützenden Einrichtungen optimale Möglichkeiten gesucht.

Eine Aufgabe ist auch hier, Handlungs- und Arbeitsabläufe zu analysieren, eine Anpassung an die Schwierigkeiten des Patienten zu erreichen oder dem Patienten ein Umlernen (verbunden etwa mit Veränderung seines Arbeitsplatzes, mit Hilfsmitteln) zu ermöglichen.

4.2. Hilfsmittel

Als Hilfsmittel zu definieren sind jene Geräte, die im Falle von Krankheit oder Behinderung zur Bewältigung oder Ermöglichung aller Tätigkeiten notwendig sind, die der Patient als Gesunder ausführen konnte oder würde.
Das bedeutet: ein verändertes Messer ist ebenso ein Hilfsmittel wie ein Rollstuhl zur Fortbewegung, eine Griffveränderung am Wasserhahn, an der Heizung ebenso wie ein Badewannensitz.

Der Ergotherapeut ist auf zweierlei Weise mit Hilfsmitteln konfrontiert: Es gilt entweder die Notwendigkeit eines bestimmten Hilfsmittels zu ergründen und fertige Hilfsmittel zu erproben und deren Gebrauch mit dem Patienten einzuüben. Oder es muß ein Hilfsmittel individuell angepaßt oder neu hergestellt werden.

Während beim ersten die Beratung im Vordergrund steht, ist bei der Anfertigung das konstruktive Denken und handwerkliches Vorgehen gefragt.
Die Beratung ist hier aber nicht gemeint wie die Beratung des Sanitätshauses, sondern eher im ergründenden Sinne. So soll erarbeitet werden, ob eine bestimmte Tätigkeit durch funktionelles Training durchführbar wird, ob der Einsatz eines Hilfsmittels geraten erscheint und welcher Art dieses sein muß.
Nach dem Abstecken eines solchen Rahmens kann die nähere Beratung im Orthopädiefachgeschäft stattfinden, der Ergotherapeut wird dann wieder tätig, wenn es erforderlich ist, den Umgang mit dem Hilfsmittel zu erlernen.
In sehr vielen Fällen reicht es nicht, daß der Patient ein Hilfsmittel ausgehändigt bekommt, nicht immer ist die Handhabung problemlos, und dann wird die therapeutische Einflußnahme erforderlich, damit das Hilsmittel auch seinen Sinn bekommt.

Das Angebot an standardisiertem Hilfsgerät wächst und umfaßt fast alle Bereiche, von der Körperhygiene bis zur Fortbewegung. Diverse Anbieter stellen teilweise gleichgeartete Hilfsmittel her, und es ist ratsam, sich eine möglichst breite Marktübersicht auch als Therapeut zu

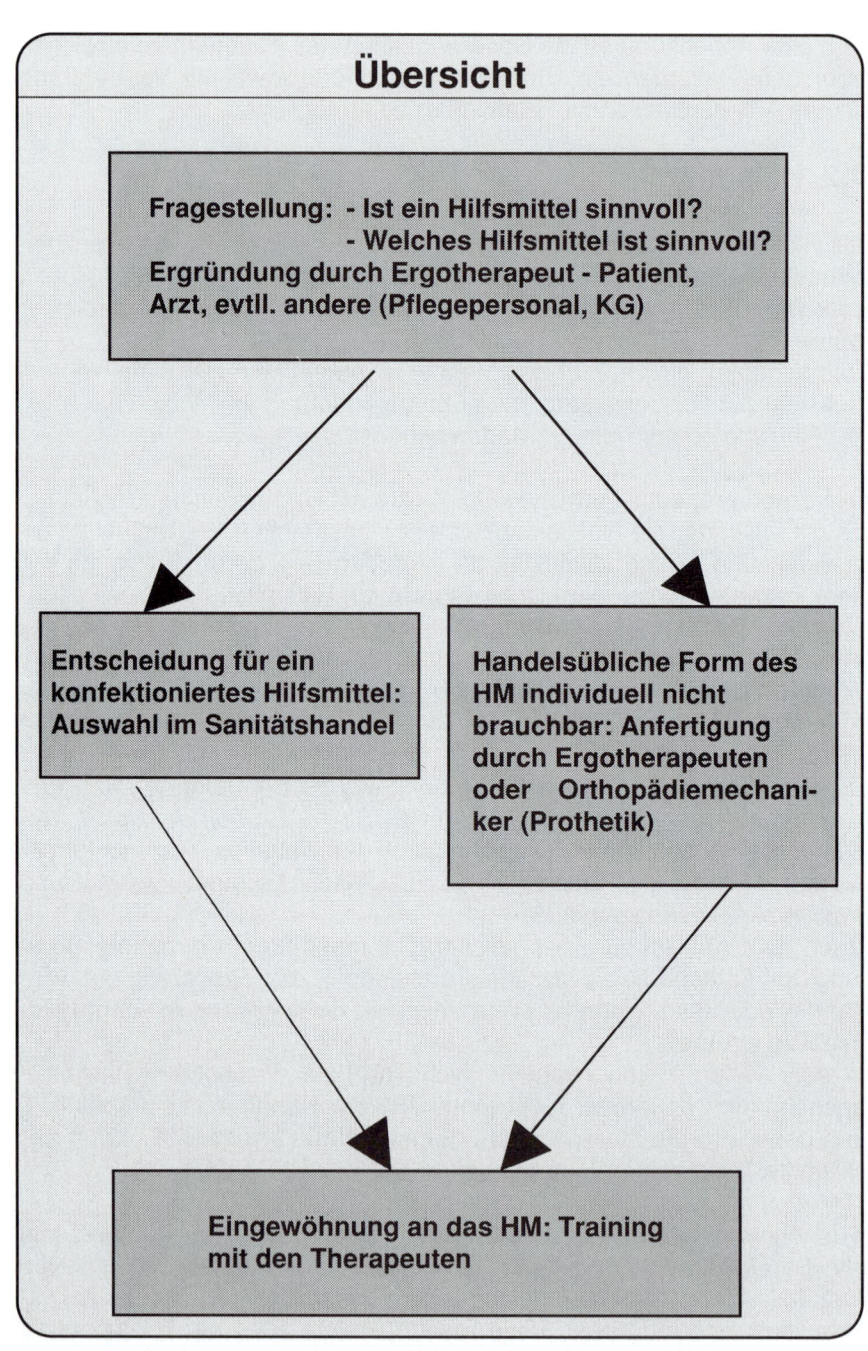

Übersicht

Fragestellung: - Ist ein Hilfsmittel sinnvoll?
- Welches Hilfsmittel ist sinnvoll?
Ergründung durch Ergotherapeut - Patient, Arzt, evtll. andere (Pflegepersonal, KG)

Entscheidung für ein konfektioniertes Hilfsmittel: Auswahl im Sanitätshandel

Handelsübliche Form des HM individuell nicht brauchbar: Anfertigung durch Ergotherapeuten oder Orthopädiemechaniker (Prothetik)

Eingewöhnung an das HM: Training mit den Therapeuten

verschaffen, wenn eine Hilfsmittelberatung durch ihn erfolgen soll.
Die Herstellung von Hilfsmitteln im ergotherapeutischen Bereich unterliegt keiner Standardisierung.
Jeder Ergotherapeut wird mit seinen Mitteln und seiner Vorgehensweise nach Lösungsmöglichkeiten bei bestimmten Problemen suchen.
Einerseits ist dies sehr häufig der Fall im therapeutischen Rahmen, etwa in Form von Adaptationen, andererseits können dem Patienten Hilfen verschafft werden, die er sonst nicht erhalten kann.
Es kann sich um Problemlösungen handeln, die alternativ zu herkömmlichen Hilfsmitteln sind, es kann aber auch solche betreffen, die in dieser Form jeweils so selten sind, daß es fertige Angebote dafür nicht gibt.

Materialien können sein: Kunststoffe, Holz, Metall, Leder usw., und neben der Anfertigung spielt auch die Umwandlung eine Rolle, als einfachstes Beispiel sei genannt die Verwendung von Moosgummischläuchen - die als Isolierung hergestellt werden - zur Griffverdickung. Es gibt im handwerklichen Bereich Arbeitserleichterungen, die teilweise für andere Zwecke Behinderten eine große Hilfe sein können. Auch Haushaltsgeräte werden in verschiedenen Formen angeboten, die ohne zusätzliche Adaptationen als Hilfsmittel für manche Behinderungen eingesetzt werden können.

Jeder Ergotherapeut wird zuweilen mit Hilfsmitteln konfrontiert. Die Beschäftigung mit diesem Bereich kann aber einen sehr breiten Rahmen einnehmen, in Abhängigkeit von den zu behandelnden Krankheitsbildern und den sonstigen äußeren Umständen.

4.3. Schienenherstellung

Zur Unterstützung der ergotherapeutischen Anwendung werden im orthopädischen Bereich Schienen (Orthesen) hergestellt, die als Behandlungsschienen dienen, d.h. die keine endgültige Versorgung darstellen, sondern die Behandlung begleiten und währenddessen umgestaltet werden können. Es gibt "passive" Schienen, also solche, die eine Lagerung (Ruhigstellung bestimmter Gelenke) in gewünschter Stellung erreichen und "aktive" Schienen, auch Quengelschienen, die eine Beweglichkeit in gezielten Gliedabschnitten fördern. Zu ersteren zählen Nachtlagerungsschienen und Ulnarabdriftspangen bei Rheumatikern, zu den zweiten zählen alle Schienen, die eine Bewegung nicht nur zulassen, sondern fördern (etwa nach Beugung der Finger diese mit Gummizügen in die Streckung zurückziehen), so zur Kontrakturenbehandlung und Sehnenaktivierung nach Operationen.

Behandlungsschienen werden aus thermoplastischem Material hergestellt und lassen sich der Entwicklung ständig anpassen (z.B. erhöhtem Bewegungsradius, Abklingen oder Auftreten einer Schwellung). Dies unterscheidet sie von den Schienen aus dem Orthopädiemechaniker-Bereich, zumal durch die begleitende Übungsbehandlung eine längerfristige Kontrolle möglich ist.

Als Grundvoraussetzungen für eine Schienenindikation müssen gegeben sein:
Die Schiene darf aktive Übung und Verbesserung nicht ersetzen, sondern die Schiene muß sie unterstützen. Darüber hinaus kommen Orthesen zur Anwendung, wenn Besserung anders nicht zu erwarten ist.
Das Material muß steif genug sein, um seine Funktion erfüllen zu können.

Gips als Material im Schienenbau ist für entsprechende Indikation geeignet, fällt aber im allgemeinen weniger in den Arbeitsbereich des Ergotherapeuten, wenn er nicht als Material für ein Schienennegativ (Abdruck) benötigt wird.

Wie Ergotherapeuten sich an Problemlösungen im Schienenbau beteiligen können, will ich hier beispielhaft aufzeigen, an einem authentischen Fall.

Die besprochene Patientin ist 54 Jahre alt, leidet seit ca.1 1/2 Jahren an einem Carpaltunnelsyndrom rechts, das zunächst als Rheuma behandelt wurde. Nach Korrektur der Diagnose erfolgte eine CPS-Operation, die zum Zeitpunkt dieser Beschreibung ca. 5 Monate zurückliegt, arbeitsunfähig ist die Patientin ca. ein 3/4 Jahr.

Unter ergotherapeutischer Behandlung ist ein Aufbau der Daumenballenmuskulatur verhältnismäßig rasch erfolgt, diverse Greiffunktionen sind mittlerweile wieder vorhanden , die vor dem Beginn der Therapie überhaupt nicht möglich waren, und jetzt von Anstrengung und Schmerz begleitet werden.

Des weiteren wurde röntgenologisch eine arthrotische Veränderung

festgestellt sowie Anzeichen von M. Sudeck.
Verordnet und angepaßt wurde eine Ruhigstellung des Handgelenks durch eine Gipsschienung dorsal, die mit einer Binde angewickelt wurde. Diese gängige Lagerungsart ist aus ärztlicher Sicht unter funktionellen Gesichtspunkten gewählt, ermöglicht aber keinerlei Tätigkeit mit Gebrauch des rechten Armes.

Die Patientin klagte jedoch über Probleme: Das Anlegen sei umständlich, durch das hohe Gewicht entstünden Schmerzen, beim Schlafen ist die Schienung lästig, so daß sie die Schiene im Laufe der Nacht abnehme, tagsüber ist sie ihr auch im Wege und mache sie unbeweglich.
Gravierend aber war, daß sie - durch die langwierige Erkrankung entstanden - psychisch labil wurde und sehr unglücklich über die Schiene war, die ihre negative Einschätzung der Situation, d.h. auch die mangelnde Hoffnung auf Besserung, verstärkte.

Aus diesen Gründen empfahl ich aus ergotherapeutischer Sicht eine Schienung aus thermoplastischem Material.
Ich fertigte eine Schiene, die das Handgelenk (v.a. Daumengrundgelenk) in Dorsalflektion 20° ruhigstellt, ca. 1/3 des Unterarmes lagert,

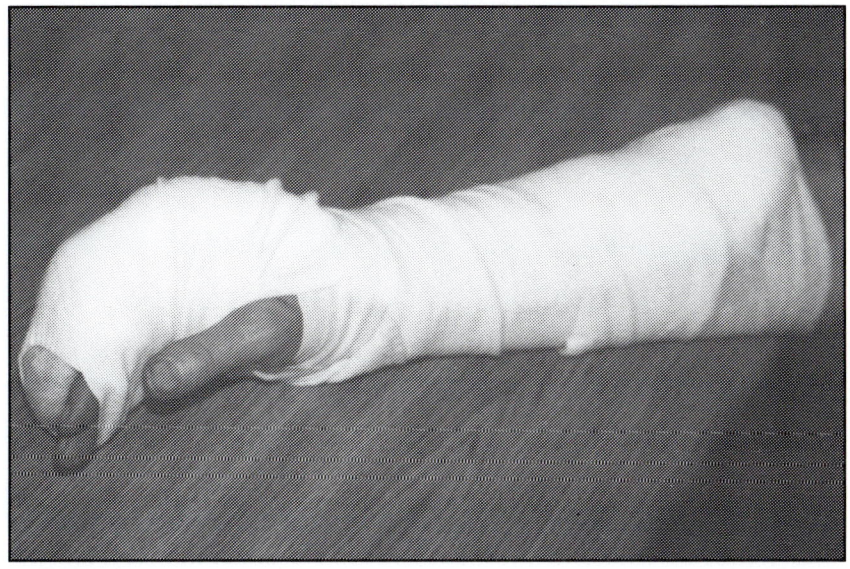

Ursprüngliche Gipsschiene

aber Greifbewegungen im Daumenmittel- und Endgelenk sowie der Finger ermöglicht.

Eine Entlastung wie vordem ist damit gegeben, bei einigen entscheidenden Vorteilen:

Die Schiene ist leicht und schnell anzulegen und (für Toilettengänge, Waschen) unkompliziert wieder abzunehnmen. Sie ist unauffällig, sogar Blusenärmel lassen sich über ihr zuknöpfen. Sie schränkt die allgemeine Bewegung (Laufen, leichte Hausarbeit) nicht ein, nach entsprechender Übung ist auch Autofahren (schalten) mit ihr möglich, ebenso diverse Hausarbeiten usw.

Die Motivation und der Optimismus der Patientin ist enorm gestiegen. Sie berichtet, daß vom Ehemann und ihren Kindern besonders ihre neuerliche gute Laune erfreut aufgenommen wurde.

Somit ist die funktionelle Verbesserung eng verbunden mit dem Zugewinn an Lebensqualität, die in diesem Falle gravierend gestiegen ist.

Inzwischen kann die Patientin mit Hilfe der Schiene wieder arbeiten, was ihr persönlich besonders wichtig war.

Parallel finden weiterhin Übungsbehandlungen statt, um die Funktion zu optimieren und arthrotischen Einschränkungen entgegenzuwirken.

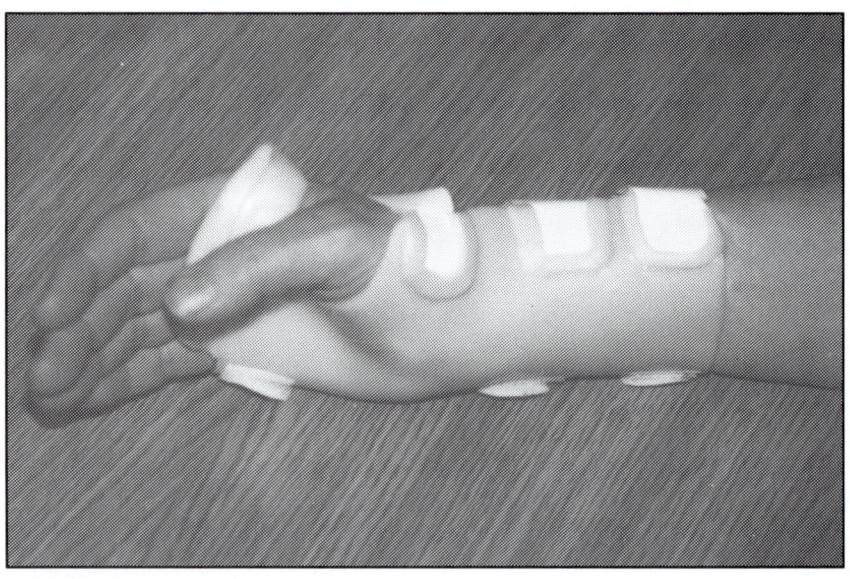

Thermoplastische Schienung

Bemerkungen zum Material:

Das thermoplastische Material hat die Eigenschaft, sich nach Erwärmung verformen zu lassen. Die Form kann nach Wiedererwärmung verändert werden, so daß bei längerfristigem Gebrauch bei Veränderung der Voraussetzungen nicht eine neue Schienung erfolgt, sondern die alte angepaßt wird.

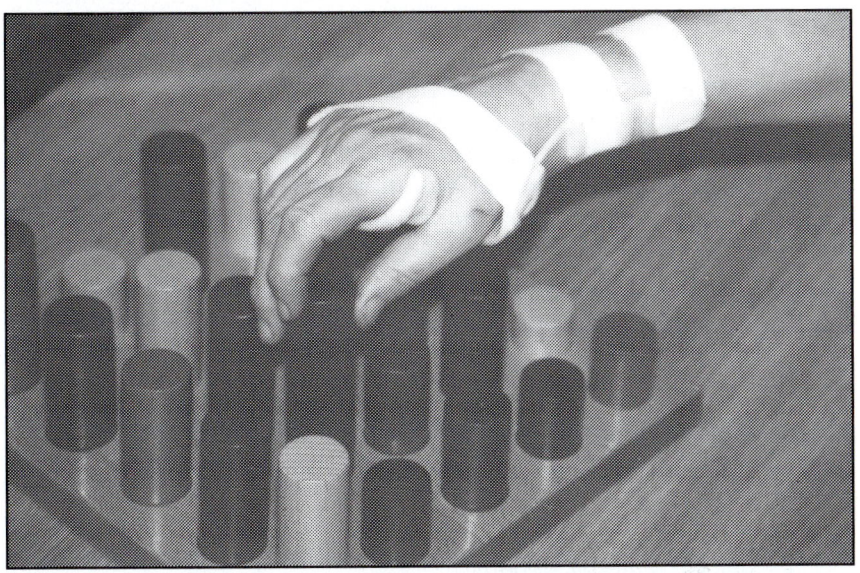

Greiffunktion sind bei Stabilisierung des Handgelenks möglich

Zu unterscheiden ist zwischen niedrigtemperaturigem und hochtemperaturigem Material. Das niedrigtemperaturige wird bei ca.60° formbar und läßt sich nach leichter Rückkühlung direkt am Patienten anformen, die Wärme wird zumeist noch als wohltuend empfunden.
Die Formbarkeit beträgt einige Minuten. Vorteil: es kann in Ruhe die Lage der Schiene erarbeitet werden. Nachteil: während der Verarbeitungszeit kann die Schiene durch unbedachte Bewegungen des Patienten aus der Form gebracht werden.

Hochtemperaturiges Material besitzt mehr Steifheit (ist daher besser für große Schienen - etwa am Bein - und bewegliche Schienen geeignet, kann jedoch nur nach Maßen oder am Modell (Abformung von Gips oder anderen Materialien) angeformt werden, denn die Erweichung findet statt bei einer Temperatur, die nicht hautverträglich ist. Für spontane Veränderungen eignet sich dies Material kaum, wohl aber für Hilfsschienen, das sind Schienen, an denen man Gegenstände (z.B. Messer, Stifte) befestigen kann, oft in Verbindung mit Leder. Ferner lassen sich daraus Lagerungen, Rollstuhlhilfen etc. fertigen.

Die Materialien, alles Kunststoffe, gibt es in diversen Variationen unter verschiedenen Handelsnamen. Abgesehen von dieser Grundeinteilung besitzen sie verschiedene Eigenschaften, die die Wahl des einen oder des anderen Mittels begünstigt. So ist für den Therapeuten, der eine Schiene herstellen will, von vorrangiger Bedeutung, wie lange sich das Material formen läßt, wie seine Neigung zum Verziehen ist, wie gut es sich mit sich selbst verklebt, also Eigenheiten, die die Verarbeitungsfreundlichkeit und Funktionalität bestimmen. Ferner sind entscheidend die Trageeigenschaften, vor allem ob die Schiene luftdurchlässig sein muß, Druckstellen verursachen kann usw.[1]

Verarbeitung:
Schablone anfertigen und wenn möglich anpassen. Nach der Schablone das Material grob zurechtschneiden (mit einer Spezialschere) - hochtemperaturiges Material wird gesägt. Im Wasserbad bei ca 60° erwärmen (einige Minuten, je nach Material - Herstellerhinweise beachten). Dem Wasserbad einige Tropfen Spülmittel zusetzen, um zu vermeiden, daß die Finger am Material kleben.
Im erwärmten Zustand kann das Material mit einer Schere geschnitten werden.
Anpassung am Patienten für einige Minuten möglich, sonst Neuerwärmung.

---

[1] Connie Koesling stellt in "Beschäftigungstherapie und Rehabilitation" ,6/89 die gängigen Materialien einander gegenüber und bietet damit eine gute Übersicht , die die Auswahl erleichtern kann.

4.4. Beratung

Der Ergotherapeut steht dem Patienten beratend zur Seite. Besonders bemerkbar macht sich das in den Bereichen Selbsthilfe (4.1.) und Hilfsmittelberatung (4.2.).

Darüber hinaus geschieht die Beratung parallel zur Therapie, wenn es darum geht, Kompensationen zu erreichen, aber auch in der Veränderung bestimmter Lebensumstände, so wie im Gelenkschutztraining mit Rheumatikern erlernt wird, mit ihrer eingeschränkten Beweglichkeit und Kraft sparsam umzugehen.

Auch allgemeine Aufklärung zum Krankheitsbild ist seitens des Patienten oftmals erwünscht, besonders bei chronischen Erkrankungen, wenn die Sprechzeit des Arztes für umfassende Hinweise nicht ausreicht.
Hier ist ganz besonders wichtig, den Patienten nicht mit Informationen zu überlasten, sondern sie zu dosieren und vor allem nur das ansprechen, was tatsächlich gegeben ist. Wir wollen einen Zustand bessern, das ist der Punkt, von dem wir im Patientengespräch ausgehen. Daß wir möglicherweise vorhaben, Schlimmeres zu verhüten, behalten wir für uns, denn in den meisten Fällen reagieren Patienten sensibel auf die Aussicht, daß unter Umständen eine Verschlechterung eintreten kann. Eine derartige Verunsicherung beim Patienten stellt den Therapieerfolg in Frage, zumal der Patient meist in einfacheren (bzw. nichtmedizinischen) Kategorien denkt und Krankheitsvorgänge nicht objektiv betrachten kann, sondern sich zumeist bildlich seinen "Endzustand" vorstellt (Verkrüppelung, Pflegebedürftigkeit usw.).
Solche hypochondrischen Neigungen müssen im therapeutischen Gespräch aufgefangen werden.
Auf dieser Basis muß der Therapeut persönlich im jeweiligen Fall seine Entscheidung treffen, wie weit er von diesem Grundsatz abweicht, denn es gibt Krankheitsbilder, bei denen die Mehrzahl der Betroffenen sehr aufgeklärt ist und detaillierter Auskunft verlangt.

Eine weitere Art der Beratung sind Gespräche mit Angehörigen (Ehepartner, Eltern usw.).
Solche Gespräche sind wünschenswert, wenn fördernde Maßnahmen zu Haus weitergeführt werden. Doch besteht immer die Gefahr, daß die bisherige Beziehung sich total verändert, daß der Partner nicht mehr als Partner, das Kind nicht mehr als Kind gesehen wird, sondern als Objekt der Laientherapie.

Insofern bin ich mit der Einbindung der Familienangehörigen sehr vorsichtig, und hier sehe ich eine Aufgabe im Angehörigengespräch, solche Neigungen zu steuern oder zu drosseln.

Besser ist, den Patienten zweimal die Woche zu therapieren, als ihn zu Haus unter Behandlungsdruck zu setzen, mit Partnern, die zwar Wort für Wort das Übungsprogramm ablesen, aber kein Gespür für richtige Ausführung, für Ermüdung, für Variationen usw. haben. Besonders stark ist die Neigung zu hohen Anforderungen bei Eltern, die ihr Kind möglichst schnell auf einen entsprechenden Leistungsstandard bringen wollen.

Vorrangige Aufgabe der Beratung ist, die familiären Umstände zu ergründen, vorsichtig therapeutisch unerwünschte Faktoren in Bahnen zu lenken und dann zu entscheiden, wie weit die Angehörigen in die Therapie mit einbezogen werden. Das Verständnis für den Patienten soll im Beratungsgespräch mit Angehörigen in jedem Fall erweckt oder gefördert werden, und es muß nach einer neuen Rollenverteilung die Partnerschaft neu aufgebaut werden, insbesondere natürlich bei manifesten Behinderungen, die ja das Beziehungssystem verändern.

Gerade da ist es leichtfertig, dem Angehörigen die Rolle der therapeutischen Hilfsperson zuzuweisen (die er vermutlich gern annimmt, weil er damit aktiv werden kann), da sie andere Wertigkeiten der Beziehung schafft und ihn zunächst von dem Zwang entbindet, dem Partner die bisherige Zuwendung auch unter veränderten Umständen zu geben.

Schließlich kann die ergotherapeutische Beratung ganz allgemeine Fragen betreffen, etwa wie bestimmte Dinge im häuslichen Bereich der Behinderung entsprechend zu verändern sind, wie ein Arbeitsplatz umgestaltet oder neu gewählt werden kann.

Zum Teil sind dieses auch Beratungsgespräche, die im Team gelöst werden können, bei denen der Ergotherapeut aufgrund seines Fachwissens den Weg zur Lösung mitgestalten kann.

Als ein einzelnes Beispiel mag dienen, daß ein Krankenhausarzt einen Patienten nach Haus entlassen würde, aber nur unter bestimmten Voraussetzungen (gesicherte Selbständigkeit, Kontinuität der Therapie). Ob und wie diese Voraussetzungen erfüllt werden können, stellt der Ergotherapeut dar, erarbeitet vielleicht mit dem Patienten einen entsprechenden Plan oder weist ihn in bestimmte Dinge ein.

Darüber hinaus entstehen oftmals kurzfristige Konstellationen, durch die der Ergotherapeut in die Reihe der beratenden Berufsgruppen eingegliedert ist.

4.5. Die Behandlung mit Wärme und Kälte

"Wärme bewirkt eine Zunahme der lokalen Durchblutung und des Stoffwechsels. Bei vielen chronischen Zuständen wirkt dies schmerzlindernd, resorptionsfördernd und 'heilend' Bei akuten Entzündungen und Schwellungen jedoch verstärkt Wärme die Schmerzen". Zitat aus: DEBRUNNER: Orthopädie.

Bei Entzündungen, Schwellungen und frischen Verletzungen, ebenfalls nach DEBRUNNER; "...wirkt sich Kälte günstig aus... Kälte wird in der Regel in Form von feuchten Umschlägen, Packungen oder Eisbeuteln angewandt."

In der ergotherapeutischen Behandlung hat sowohl die Wärme als auch die Kälte ihre Aufgabe, sie unterscheiden sich jedoch in der Art der Anwendung von Kälte- und Wärmebehandlungen anderer Anbieter.

Wärme und Kälte haben als uralte Hausmittel schon lange ihren Platz, im therapeutischen Bereich vor allem in folgenden Formen:

1. Umschläge, Packungen, Bäder, Lampen, (Einwirkung von außen)
2. chemische Wirkstoffe (Salben, Einwirkung ebenfalls von außen)
3. Kurzwelle, Ultraschall (Wärmeproduktion im Körperinnern).
In Punkt 1 und 2 sind Kälte und Wärme gleichermaßen beinhaltet, Punkt 3 betrifft ausschließlich Wärme.

Für die ergotherapeutische Behandlung sind i.a. wenige Anwendungsmöglichkeiten gegeben:

Wärme: Wasser, Parafin, erwärmter Sand
Kälte: Packung (Akku, Gel, Eiswürfel).

Die Anwendung kann eigenständiger Bestandteil sein, wird aber häufiger therapiebegleitend oder -einleitend eingesetzt.
In der Egotherapie bietet sich zur Wärmebehandlung das Paraffinbad ebenso an wie erhitzter Kies (alternativ Sand, Mehl, Rapssamen) und betrifft meistens die Hände, zuweilen auch die Füße. Die genannten Materialien haben den Vorzug, daß sie die Finger bzw. Zehen umschließen und sowohl während der Wärmebehandlung als auch direkt im Anschluß aktive Übungen in ihnen oder mit ihnen ermöglichen.

Die Wärmeeinwirkung bezweckt eine Aktivierung der regionalen Durchblutung und damit eine allgemeine Lockerung und Steigerung der Beweglichkeit, wodurch die Übungen leichter, entkrampfter gemacht und damit effektiver gestaltet werden.
Dabei wirkt die Wärme nicht nur objektiv, sondern in besonderem Maße subjektiv, so daß sie zusätzlich auf diesem Wege Verspannungen lösen kann.
Der Patient empfindet die Wärme als wohltuend.

Die Wärmebehandlung kann für sich stehen, am Eingang jeder Behandlung (zur Schaffung einer besseren Ausgangssituation) oder nach der Übungsbehandlung der Entspannung dienen, wenn die Übungen anstrengend waren.

Kontraindikationen für Wärme:

Schilddrüsenerkrankung (M.Basedow), Herz/Kreislaufschwächen, akute Entzündungen, offene Wunden.
Die Wärmeanwendung bei Dystrophie oder rheumatischen Beschwerden wird oft abgelehnt, sollte aber diskutiert werden, da auch bei entzündlichen Erscheinungen objektiv Verbesserung durch Wärme beobachtet werden kann.

Kälte wird zur Rückbildung akuter Schwellungen eingesetzt (die auch während der Therapie eintreten können), zur Schmerzminderung und zur Muskelaktivierung. Vor allem diese macht einen ergotherapeutischen Einsatz günstig.

Atrophierte Muskulatur kann durch Kältereizung wieder gebildet werden, Kältereize werden dabei in unterbrochener Folge für jeweils einige Minuten aufgebracht, eine regelmäßige, häufige und längerfristige Anwendung ist dabei erforderlich, 3mal wöchentlich darf als Minimum angesehen werden, wenn eine Wirkung sichtbar sein soll, vor allem, wenn die betroffene Muskulatur ansonsten passiv ist.
Auch zur Stärkung der antagonistischen Muskulatur bei Paresen, besonders bei spastischen Lähmungen, wird Kälte in der eben beschriebenen Weise verwendet.

Kälte wirkt bei kurzfristiger Anwendung anregend, aktivierend, bei längerer Einwirkung analgesierend, die Eigenaktivität des Muskels wird herabgesetzt, bis hin zur Empfindungslosigkeit (Anästhesie).

Für den Bereich der Ergotherapie hat nur der aktive Einsatz Bedeutung, nicht aber Kältepackungen.

Kontraindikationen für Kälte:

Vorsicht vor Gewebeschäden, Unterkühlung!
Nicht einsetzen bei starken manifesten Durchblutungsstörungen, (M.Raynaud), Kältehyperästhesie.
Kälteeinsatz immer nur minutenweise!

4.6. Sensorische Integration

Das Problemfeld der sensorischen Integration ist vergleichsweise jung, entdeckt wurde es vor 20-30 Jahren durch AYRES[2] , die im Laufe der Zeit für die daraus resultierenden Störungsfelder ergotherapeutische Behandlungsmethoden entwickelte, die in Deutschland seit gut 10 Jahren Einzug auf breiterer Ebene halten.

Die Entstehung der Sensorischen Integration (SI) liegt in der Pädiatrie. Das ist begründet darauf, daß einerseits die wesentliche Entwicklung eines Menschen sich im Kindesalter abspielt, andererseits auch Entwicklungsstörungen aufgrund mangelnder Wahrnehmung in der Pädiatrie liegen, dort entdeckt und mit Erfolg oder Teilerfolgen behandelt wurden.
Dennoch ist die Sensorische Integration nicht auf die Pädiatrie begrenzt, darf es nicht sein.
Einerseits gibt es Wahrnehmungsstörungen, die erst im Erwachsenenalter auftreten, allerdings ist die Entwicklung dann nicht mehr so gravierend, daß man die mit den Störungen verbundenen Ausfälle auf ursächliche Mängel der sensorischen Integrationen zurückführen würde.

Andererseits ist nicht anzunehmen, daß solche Mängel erst mit Entdeckung der Sensorischen Integration tatsächlich auffällig wurden, so daß eben entsprechend viele Störungen im Erwachsenenalter auf unzureichende Wahrnehmungsleistungen, auf ungenügende Integration zurückzuführen sind.

---

[2] A.Jean Ayres (1920-1988), Ergotherapeutin und Psychologin, Kalifornien. Erste Buchveröffentlichung zur Sensorischen Integration 1973: Sensory Integration and Learning Disorder

Insofern ist die Behandlung von SI-Störungen durchaus nicht auf die Pädiatrie beschränkt, wenn auch in der frühzeitigsten Erkennung und Behandlung die deutlich größeren Hoffnungen auf Besserung liegen.

Auf die Beschreibung des Vorgehens in der sensorischen Integration verzichte ich und verweise auf entsprechende Bücher und Fachartikel[3], die sich umfassender und kompetenter damit befassen.

Wichtig erscheint mir, eine Abgrenzung zu ziehen zur Apraxie, Ataktischen Bewegungen oder Koordinationsstörungen, die eine gewisse Parallelität zu Störungen der sensorischen Integration aufweisen.
Dies festzustellen, ist gerade bei erwachsenen Patienten nicht ganz leicht.
Bis heute besteht dort wohl eher die Neigung, Störungen der sensorischen Integration zu übersehen und Symptome anderer Krankheitsbildern zuzuschreiben, tatsächlich zeigt erst eine umfangreiche Diagnostik und Anamneseerstellung eine Störung in diesem Bereich.
Nach relativ langfristiger Beobachtung des Patienten tritt dann oft erst die Vermutung auf, daß eine entsprechende Störung vorliegen könnte.
Daraus ergibt sich die Situation, daß die Diagnose erst durch Hinweise des Ergotherapeuten eine entsprechende Richtung bekommen kann.
Diese Zusammenarbeit zwischen Diagnostiker und Therapeut ist allerdings gerade erst im pädiatrischen Bereich im Entstehen.

Testverfahren bieten sich an, jedoch ist es möglich, daß der Patient, gerade der erwachsene Patient, die einzelnen Testabschnitte unauffällig bewerkstelligt, ihm andererseits die Möglichkeit fehlt, Wahrnehmungen zu integrieren, in einen Gesamtablauf sinnvoll einzugliedern. Zudem hat er im Laufe der Jahre, in denen er bereits mit der Störung lebt, Kompensationsformen entwickelt, die das Erkennen noch einmal erschweren.

Andererseits zielen viele therapeutische Übungen auch im Bereich der Apraxie oder anderen erworbenen Störungen auch auf die körperliche und optische Wahrnehmung, so daß dann bereits Therapie im Sinne der sensorischen Integration stattfindet.
Dies ist aber nur ein schwacher Trost, da auf diese Weise doch unangebrachte Techniken zur Anwendung kommen und Übungen der Körperwahrnehmung eher zufällig der zugrunde liegenden Störung ent-

---

[3] Anneliese Augustin: Sensorische Integration/Sensorische Integrationsstörungen, in: Beschäftigungstherapie und Rehabilitation 6/86. Bücher siehe Literatur

sprechen, nicht aber gezielt diese angehen (z.B. sind rein mechanische Lernverfahren ohne Aussicht auf einen nennenswerten Erfolg).

Eng verbunden mit dem Verfahren der sensorischen Integration ist das Theraplay. JERNBERG, auf die dieses Verfahren zurückzuführen ist, schreibt dazu: "Theraplay setzt wie SI (Sensorische Integration, d.V.) Strukturierung und Herausforderung ein, aber auch Fürsorge und Eindringlichkeit. Allerdings ist die Art des Einsatzes unterschiedlich, nämlich ausgesprochen direktiv und nicht dem Kind überlassend (...) Theraplay läßt weniger das Kind initiieren, hier dirigiert der Erwachsene ...(es) konzentriert sich weniger auf eine Reaktion oder ein Wahrnehmungssystem, sondern geht in einem holistischen Ansatz mehr auf das ganze Kind ein, einschließlich seiner tyrannischen Verhaltensweisen, seiner Unreife und seiner Wachsamkeit. Theraplay sieht das Kind weniger in seiner Sensomotorik, als in seiner Gesamtheit entwicklungsverzögert... Das ganze Baby muß ganz Baby sein dürfen - nicht das unreife Nervensystem braucht besondere Nervenempfindungen (z.B. schaukeln, drehen oder reiben mit rauhen Stoffen). Theraplay benutzt keine Materialien wie Rollbretter, Pappschachteln, Schaukeln, Trapez usw., sondern benützt das Knie der Therapeutin, ihre Schultern, Arme und Beine".[4]

Man sieht, daß das Feld der Sensorischen Integration nicht fest abgesteckt ist, sondern daß sich bezüglich der Verfahrensweise, der therapeutischen Inhalte Variationen zeigen, Methoden (weiter)entwickelt werden, die dem entwicklungsgestörten Menschen hilfreich sind.
Eine positive Beeinflussung wird am besten gelingen, wenn der Therapeut mit den ihm gebotenen Mitteln umzugehen weiß, sie gewählt einsetzt und darüber hinaus am individuellen Fall eigene Ideen einbringt.
Wenn also mehrere Verfahrensweisen sich gegenüberstehen, ist nicht die Frage : "welche ist besser ?" sondern : "aus welcher bediene ich mich für mein therapeutisches Vorgehen?".

---

[4] Ann M.Jernberg, in : praxis ergotherapie, 6/88

5.Neue Techniken

5.1.Computer

Der Einsatz von Computern in der Ergotherapie sollte als weiteres Therapiemittel sachlich betrachtet werden. Erst in den letzten Jahren kommt der Einsatzbereich Therapie/Behinderungen für Computertechnik in Frage (vor allem wegen der technischen Neuerungen), insofern befindet sich die Auseinandersetzung mit diesem Thema erst in den Anfängen.

Grundsätzlich:
Der therapeutische Einsatz setzt eine gute Kenntnis des Therapiemittels voraus, es muß eine Indikation gegeben sein, Kontraindikationen, therapiezielwidersprechende Wirkungen müssen erkannt und vermieden werden.
In diesen Punkten unterscheidet sich dies relativ neue Therapiemittel nicht von den herkömmlichen.

Der Computer - oder besser die Computertechnik - kann in der Ergotherapie zweierlei Einsatzfelder haben:
1. als Therapiemittel (vor allem Hirnleistungstraining, Augentraining)
2. als Hilfsmittel (Schreiben, Kommunizieren, Schalten).

Zu diesen 2 Feldern käme in Bezug auf Arbeitstherapie - die ich hier nicht bespreche - noch die berufliche Eingliederung (einschließlich Schule) von Behinderten hinzu, bei der ein EDV- Arbeitsplatz große Chancen bietet.

In der Therapie hat der Computer Möglichkeiten, die andere Therapiemittel nicht oder nicht in der Form haben.
An wohl erster Stelle steht das Hirnleistungstraining. Dieses Training, zur Erlangung noch nicht vorhandener oder verlorengegangener geistiger Fähigkeiten, ist durchaus und gut mit herkömmlichen Mitteln durchführbar. Dazu zählen methodisch-darstellende Vorgehensweisen (Schrift/Bild), spielerische Vorgehen und die Werktechniken.
Ein kurzes Zitat von SCHMITT[1] möchte ich hier einfügen:
"Die größere Gefahr sehe ich in einem Zwang zur Technik in Kliniken, dem andere bewährte handwerklich-therapeutische Zugangsweisen

---

[1] Rudolf Schmitt in: praxis ergotherapie, 1/90

geopfert werden. Therapie-Rekorde wird es auch mit Computern nicht geben..."

Tatsächlich scheint es in der Erwartungshaltung (von Patienten und vor allem oft von Angehörigen) eine Überbewertung der Computerprogramme zu geben, das hängt mit der Hoffnungshaltung einerseits und mit dem immer noch vorhandenen Mythos der computertechnischen Perfektion zusammen.

Der Computer kann einiges. Er läßt - abhängig vom Programm - außerordentlich viele Variationen zu, die Ergebnisse können kontrolliert, nachvollzogen, Schwierigkeitsgrade beliebig gewählt werden. Zum Training von Hand-Auge-Koordination, Reaktionsfähigkeit mit Steigerungen (Akzeleration) bieten sich hier zum Teil optimale Möglichkeiten. Aufmerksamkeit und Konzentration, Merkfähigkeit, Rationalität sind mit diesem Medium auf interessante Art zu beüben und besser meßbar als bei anderen Techniken. Ein Vorteil kann darin liegen, daß der Patient direkte Rückmeldung über Erfolg oder Nichterfolg, oder über seine Steigerungen erhält.

Manchmal ist der Einsatz weniger umständlich als der Einsatz anderer Materialien (einschließlich Werktechniken), die Programme bieten eine reizvolle Erweiterung und damit erhöhte Motivation.

Im Auge muß behalten werden, was erreicht werden soll, das heißt wir dürfen nicht puren Perfektionismus betreiben, den Patienten zu Bestleistungen hinführen, die er vorher (etwa vor einem Unfall) nicht benötigte. Möglichkeiten und realistische Ziele , aber auch Grenzen, müssen erkannt werden, um den Patienten seiner Entwicklung entsprechend zu fördern.[2]

Eine weitere Möglichkeit ist das Augentraining bei Gesichsfeldausfall. Hier bietet der Bildschirm, verbunden mit gezielten Programmen, eine therapeutische Arbeitssituation, wie sie mit anderen Mitteln nicht zu erreichen ist.

Beachtet werden muß eine Ermüdung, die am Bildschirm leichter eintreten kann, durch die Anstrengung der Augen, aber auch durch die

---

[2] Verschiedene Fachartikel setzen sich mit der Computertechnik auseinander. Hinweisen will ich auf folgende Artikel: Microcomputer in der Ergotherapie, RICHARDS, in Beschäftigungstherapie und Rehabilitation 5/86; Neue Chancen durch Personalcomputer für Körperbehinderte?, LORMES, in Beschäftigungstherapie und Rehabilitation 2/87, sowie auf praxis ergotherapie 1/90, das sich schwerpunktmäßig mit Computern beschäftigt (div.Autoren)

Konzentration und in Abhängigkeit von der Qualität des Bildschirms. Es kann durchaus gleichzeitig die Motivation der Ermüdung entgegenwirken, was aber nicht zwangsläufig von Vorteil ist, da eine leichte Tendenz zur Überforderung besteht.

Der Therapeut wird dies beobachten und ohnehin klare Vorgaben an die zeitliche Dauer bieten.

Rückzugstendenzen des Patienten lassen sich auch in der Arbeit mit Computer beeinflussen. Eine Aussage diesbezüglich ist schwer, ich kenne keine gezielten Berichte, die bestätigen könnten, daß Computer autistische Neigungen besonders fördern.

Es gibt Aussagen in der gesamten Computerdiskussion, die etwa lauten: "Seit mein Mann (Frau, Kind) diesen Computer hat, beschäftigt er sich nur noch mit dem Ding."

Es ist anzunehmen, daß dann nicht der Computer eine Problematik auslöst, sondern umgekehrt die Problematik zu seinem übermäßigen Gebrauch führt. Diese (Sucht)problematik kann ebenso andere Ventile suchen, wenn nicht Alkohol-, Drogen- oder Tablettenmißbrauch, dann etwa Arbeitssucht und anderes. Sofern also die Arbeit am Computer zur Sucht ausarten sollte (die ja nicht unbedingt in ihrer schwersten Form auftreten muß), ist dies nicht dem Computer zuzuschreiben, sondern der vorher bestehenden Situation, die dann veränderungsbedürftig ist.

Im therapeutischen Rahmen ist - abgesehen von Kontraindikationen - die Isolation am Computer, die Rückzugstendenz wesentlich geringer und zudem beeinflußbar.

Im Gegenteil scheint der Computer zum Agieren und Kommunizieren herauszufordern, zumal längere Zeit eine Kooperation mit dem Therapeuten erfolgt, der Patient wird erst in einem sehr späten Stadium oder garnicht mit der Aufgabe am Gerät alleingelassen, und im Hinblick auf entstehende Selbständigkeit wird man auf diesem Weg feststellen, wie groß auch die Fähigkeit zum vernünftigen Umgang mit dem Gerät ist.

Eine andere Frage in diesem Zusammenhang ist die Schwierigkeit des Therapeuten, mit der Technik umzugehen, das heißt die Notwendigkeit, einen virtuosen Umgang mit den Programminhalten zu erarbeiten. Je komplizierter, umfangreicher die Programme sind, desto umfangreicher wird das Erlernen (zumal die Lernschritte nicht für sich erfolgen, sondern Reflexion mit dem therapeutischen Kontext bedeuten), und je weniger der Therapeut aus einem Programm an Aufgaben ziehen kann, desto ineffektiver wird dessen Einsatz.

Erst wenn man einen gewissen Grad an Sicherheit im Umgang mit der Technik erreicht hat und darüber hinaus gezielt und auf therapeutischer Grundlage einzelne Programme anbieten kann, wird die Computertechnik als Therapieangebot im vorher beschriebenen Sinne nützlich.

Als Hilfsmittel bietet die Computertechnik eine Fülle von Vorteilen, die mit mit Hilfe der Computerchips oder ganzer PC- Anlagen Dinge ermöglichen, die sonst nicht denkbar sind.
Die Steuerung von allen möglichen Arbeitsschritten, auch im Haushalt, beim Autofahren, am Arbeitsplatz bringen in jedem einzelnen Punkt einen Schritt zur Selbständigkeit, der Patient erhält so zumindest in kleinen Abschnitten seine Unabhängigkeit.

Ein ungeheuer wichtiger Abschnitt ist die Kommunikation. Hier sind die Vorteile des Computers gegenüber anderen Techniken nicht abzuschätzen. Es wird vielen schwer sprachgeschädigten Patienten möglich, sich umfassend mitzuteilen. Sie müssen dabei nicht auf Kopfbewegungen, Ja/Nein - Antworten zurückgreifen, sondern können sich über den Computer direkt mitteilen, in umfassenderer Form und unmittelbarer. Das, was auf dem Computer oder auf dem Drucker an Text erscheint, ist dem Partner sofort verständlich. So ist die Kommunikation auch mit Partnern möglich, die eine Symbolsprache nicht beherrschen (Zeichensprache, Bliss-Symbolik).
Für den Patienten ist das Erlernen des Computerumgangs mühselig, jedoch ist das Erlernen anderer Verständigungsebenen nicht wesentlich unproblematischer. Zudem bietet der Computer mehr an Inhalt, das heißt er dient nicht nur der Kommunikation, sondern es können Gedanken festgehalten werden, eine Auseinandersetzung psychischer und intellektueller Art findet während und mit der Computerarbeit statt (und somit eine Steigerung des Selbstwertgefühls).
Arbeiten, die sonst mit einer Schreibmaschine erledigt werden mußten, sind nun an einem Computer schneller machbar, zudem ist die Adaptierbarkeit größer (Eingabe auch über Lichtgriffel, Mouse, Joystick , phonetisch, Abruf ganzer Wörter oder Textabschnitte usw.)

Über den PC läßt sich (sofern er entsprechend ausgerüstet ist) überregional kontakten ("Mailbox"), so daß ein Ausgleich zur Immobilität geschaffen werden kann, mittels Computertechnik lassen sich im häuslichen Bereich Steuerungen vornehmen (Licht, Türöffnen, Musikanlage usw.), und es lassen sich über Schreibtelefone Mitteilungen auch sprechbehinderte Menschen machen, so daß diese einen normalen

Umgang mit Firmen, Behörden usw. pflegen können (technischer Anschluß jeweils vorausgesetzt).

5.2. Video

Die Videotechnik ist mittlerweile ja auch keine taufrische Technik mehr, ist aber wohl bisher jedenfalls im ergotherapeutischen Bereich zaghaft eingesetzt worden. Das hängt nicht nur mit den recht hohen Kosten und dem notwendigen technischen Verständnis zusammen, sondern auch mit der verbreiteten Scheu, sich ablichten zu lassen.

Der "harmlose" Einsatz von Video bezieht sich auf Darstellung, es kann optisch etwas aufgenommen werden, so z.b. Arbeitsabläufe des Patienten, die durch wiederholtes Laufenlassen des Films, Zeitlupe, Standbild besser erkannt und nachvollzogen werden können.

Das Erlernen über Video ist aber nicht grundsätzlich besser als beim Lernen am Werkstück, "Learning by Doing", wie es bisher erfolgt, da dann die Technik erspürt werden kann.

Vorteile in der Video-Darstellung können darin liegen, Alternativen aufzuzeigen, das heißt einerseits verschiedene mögliche Aufgaben, andererseits verschiedene Haltungen, Bewegungen usw. Ein neues Arbeitsfeld wird damit überschaubarer - vorausgesetzt, es ist abstraktes Denken vorhanden und das Dargestellte kann nachvollzogen werden.

Des weiteren kann über Video eine Bewegungs- oder Haltungskorrektur vorgenommen werden, dem Patienten ein fehlerhafter Bewegungsablauf gezeigt werden. Notwendig ist, daß der Ablauf spontan korrigierbar ist, also nicht zur Darstellung der eigenen Unzulänglichkeiten im Sinne eines Frustrationserlebnisses wird.

So findet der Einsatz dieser Technik einen Rahmen im Bereich akut aufgetretener Mängel, im Behindertensport, bei Rehabilitationsmaßnahmen im fortgeschrittenen Stadium, nicht aber bei chronischen, irreversiblen Schäden, bei denen der Patient anhand von Videoaufnahmen nur seine abweichenden Bewegungen, unter denen er ohnehin leidet, noch einmal verstärkt vor Augen bekommt.

Zudem muß die Bereitschaft gegeben sein, seine Mängel optisch wahrzunehmen, diese Art der Kontrolle ist den Patienten ja sehr selten vertraut.

Im emotionalen Bereich kann mit Video in Gruppen gearbeitet werden, doch ist der Einsatz nicht unproblematisch. Es kann zu einem traumatischen Erlebnis werden, sein Verhalten, das man - auf dem Bildschirm gesehen - als unpassend, peinlich empfindet, vorgeführt zu bekommen. Dies hängt weitgehend von der Gruppe ab - die Sicherheit, die sie gibt, die Art des Umgangs miteinander, die Bereitschaft, sich im Gruppenzusammenhang zu beobachten, die Fähigkeit zur sensiblen "Korrektur" der anderen.

Hilfreich sind dann spielerische Darstellungen, die einen unverbindlicheren Rahmen schaffen und auf wünschenswerte Verhaltensänderungen eher diskret hinweisen.

So muß sich der einzelne Patient nicht entblößt vorkommen.

Kinder sind hier sicher unbefangener als Erwachsene.

Eine weitere Möglichkeit ist auf geistigem Gebiet der Einsatz von Lernprogrammen, mit denen therapeutische Zwecke verfolgt oder unterstützt werden. Hier besteht Gelegenheit auf Anwendung von Schulfernsehprogrammen, aber auch der Einsatz selbst erstellter Filme, individuell zugeschnitten, ist reizvoll, wenn auch mit deutlich mehr Aufwand verbunden.

Werden diese Möglichkeiten richtig eingesetzt, so ergibt sich eine Palette an Inhalten zum Hirnleistungstraining u.a., das zudem ansprechend und motivierend ist.

Zusammenfassend :

Als wichtigste neue Techniken, deren therapeutische Einsatzmöglichkeiten ihnen einen Platz in der Ergotherapie verschaffen, sind Computer wie Video unter entsprechenden Gesichtspunkten zu betrachten. Bestimmte Sichtweisen jedoch müssen eingenommen werden, um ihre Anwendung positiv durchführen zu können.

Gerade bei Persönlichkeitsstörungen, die auf Technik zurückzuführen sind, bei denen eine Unfähigkeit zu Kontakten, zum Entwickeln eigener Initiative fehlt, wo Walkman, Fernseher und Computer ein Versteck darstellen, in dem nicht die (als schwierig empfundene) Auseinandersetzung mit der eigenen Person und der Umwelt stattfindet, soll der Gebrauch dieser technischen Mittel in der Therapie sorgsam abgewogen werden.

Solche Überlegungen fallen in ihrer Wertung aber nicht zwangsläufig zuungunsten der Technik aus, sondern es kann die therapeutische Aufgabe sein, den pathologischen Umgang mit ihr zu bearbeiten, das heißt die Persönlichkeit in die Lage zu versetzen, gestärkt verantwortungsvoll mit diesen Techniken umzugehen.

Schließlich wird es in allen Bereichen Kontakte mit der Technik geben, und der Patient sollte in der Lage sein, selbständig und angstfrei mit ihr umzugehen, um nicht von ihr vereinnamt zu werden.

Dies kann ein Grund sein, warum in der Therapie auch dann z.B. der Computer eingesetzt wird, wenn im persönlichen Bereich des Patienten damit erhebliche Probleme (Störungen der sozialen Kontakte, der Persönlichkeit) aufgetreten sind.

Daß allerdings eine konzipierte therapeutische Vorgehensweise auch hier erforderlich ist, muß kaum extra erwähnt werden.

Abschließende Anmerkungen

Die Rehabilitation kranker Menschen erfordert den Einsatz aller Therapiemittel, die zur Verfügung stehen und im individuellen Fall angebracht erscheinen.

Die Ergotherapie nimmt innerhalb der physikalischen Therapien einen ganz gewichtigen Platz ein, da sie Hilfestellungen leisten kann, die durch andere Therapien nicht gegeben sind.
Dabei ist sie zuwendungsorientiert und präventiv. Zuwendungsorientiert heißt, der Patient erfährt Arbeit an sich und mit sich, seine Mitwirkung ist gefordert, er wird nicht allein versorgt, sondern gefördert. Präventiv heißt, es wird eine negative Entwicklung verhindert oder unterbrochen, dies ist etwa der Fall in der Pädiatrie, wenn Entwicklungsdefizite frühzeitig erkannt und behandelt werden (im Idealfall noch im Säuglingsalter), in der Psychiatrie durch Unterbrechung der psychotischen oder anderen Erscheinungen, in der Orthopädie durch Wiederherstellung der Gebrauchsfähigkeit oder durch Gewöhnung an einen Umgang mit der Behinderung.

Im Gegensatz zu ihren durchweg positiven Aspekten läßt der Bekanntheitsgrad der Ergotherapie und ihrer Inhalte zumindest im außerklinischen Bereich zu wünschen übrig. Dies zeigt sich während frei praktizierter Arbeit in der Ergotherapie - Praxis sehr häufig in den Kontakten mit Patienten und Ärzten. Immer wieder ist festzustellen, daß Unkenntnis und Skepsis sich durch Information in starkes Interesse umwandeln. Den Patienten kommt dies zugute, da sie auf ein Therapieangebot zugreifen können, das ihnen in Verbindung mit anderen Therapien die Hilfe gewährt, die ihnen zugestanden werden muß.

Ich möchte mit diesem Buch einem Informationsbedarf Rechnung tragen. Wenn es auch erstrangig als Studien- und Arbeitshilfe für Ergotherapeuten konzipiert ist, so hoffe ich doch, daß es mit dazu beitragen kann, den allgemeinen Kenntnisstand über unseren Beruf zu verbessern, zumal es kompakt und recht umfassend unsere Arbeit beschreibt.
Hierfür wünsche ich mir, daß auch viele Nicht-Ergotherapeuten diese Information nutzen werden.

Literatur

Berufsbild:

DOHM/RAPS: Gesetz über den Beruf des Beschäftigungs-und Arbeitstherapeuten. Bonn: Rehabilitationsverlag, 1981

Werktechniken/Verfahren:

EDWARDS:.Garantiert Zeichnen lernen. Reinbek: Rowohlt Verlag,1979

FLEISCHER: Peddigrohr. Stuttgart: Frech Verlag, 1980

HENGE: Hobby Seidenmalerei. Niedernhausen/Ts.: Falken-Verlag,1982/1987

KELLER: Aparte Seidenmalerei.Freiburg im Breisgau:Christopherus-Verlag, 1982

LINDNER: Das große Mosaikbuch vom Werken. München: Mosaik Verlag, 1979

MARIOTTI: Animani - Spiele mit bemalten Händen. München: Bertelsmann Verlag, 1982

MEYERBRÖKER: Transparente Bilder & Rosetten aus Seidenpapier. Stuttgart: Frech Verlag, 1989

PROSKAUER: Zum Studium von Goethes Farbenlehre. Basel: Zbinden Verlag, 1985

SCHNEIDER: Weben-Handwerk und Hobby. Ravensburg: Otto Maier Verlag, 1981

SONDHEIM: Knoten,Spleißen, Takeln. Bielefeld: Verlag Klasing + Co

STARK: Keramik kreativ gestalten. Oldenburg: Stalling AG, 1978

WALZ: Makramee, Blumenampeln.Stuttgart: Frech Verlag, 1978

Anatomie/Allgemeines, Krankheitslehre:

HUSEMANN/WOLFF: Das Bild des Menschen als Grundlage der Heilkunst.3 Bände. Stuttgart: Verlag Freies Geistesleben, 1986

KAHLE,LEONHARDT, PLATZER: Taschenatlas der Anatomie. 3 Bände. Stuttgart: Thieme Verlag, 1975, 1979

ROHEN: Funktionelle Anatomie des Menschen. Stuttgart, New York: Schattauer Verlag, 1987

SOBOTTA: Atlas der Anatomie des Menschen (2Bde). München, Wien, Baltimore: Verlag Urban & Schwarzenberg, 1904/1988

Orthopädie/Chirurgie:

DEBRUNNER: Orthopädie.Bern, Stuttgart, Toronto: Verlag Hans Huber, 1983

EHMER/WELLER: Lehrbuch der Chirurgie für Krankenpflegepersonal. Stuttgart, New York: F.K.Schattauer Verlag,1982

PITZEN/RÖSSLER: Kurzgefaßtes Lehrbuch der Orthopädie..München, Wien, Baltimore: Verlag Urban & Schwarzenberg,1980

SCHUMPELICK,BLEESE,MOMMSEN: Chirurgie. Stuttgart: Ferdinand Enke Verlag, 1986

Neurologie

ARNS,JOCHHEIM,REMSCHMIDT: Neurologie und Psychiatrie für Krankenpflegeberufe. Stuttgart: Thieme Verlag, 1978

BURGIS: Nervenheilkundliches Stoffgebiet. München: Mediscript Verlag, 1981

CHUSID: Funktionelle Neurologie. Berlin, Heidelberg, New York: Springer Verlag, 1978

DORNDORF: Schlaganfälle. Stuttgart, New York: Tieme Verlag, 1983

DUUS: Neurologisch-Topische Diagnostik. Stuttgart,New York: Thieme Verlag, 1983

POECK: Neurologie. Berlin, Heidelberg, New York: Springer-Verlag, 1982

Pädiatrie

LEMPP: Eine Pathologie der psychischen Entwicklung. Bern Stuttgart Wien: Verlag Hans Huber, 1967

REMSCHMIDT: Kinder- und Jugendpsychiatrie. Stuttgart: Thieme Verlag,1979

Psychiatrie/Psychologie

HAUSS(Hsg): Medizinische Psychologie im Grundriß. Göttingen,Toronto, Zürich: Verlag für Psychologie Dr.C.J.Hogrefe, 1976

KRECKL: Pädagogische Psychologie für Gruppenleiter. München: Juventa Verlag, 1967

TÖLLE: Psychiatrie.Berlin, Heidelberg, New York: Springer Verlag, 1971

ZIMBARDO/RUCH: Lehrbuch der Psychologie.Berlin, Heidelberg,New York: Springer-Verlag, 1978

Therapie

AUGUSTIN: Beschäftigungstherapeutische Behandlung bei Wahrnehmungsstörungen. Idstein: Schulz-Kirchner-Verlag, 1989

AYRES: Bausteine der kindlichen Entwicklung. Berlin, Heidelberg,New York, Tokyo: Springer-Verlag, 1984

AYRES: Bausteine der kindlichen Entwicklung. Berlin,Heidelberg,New York, Tokyo: Springer Verlag, 1984

V. BLANCKENBURG: Musiktherapie mit Senioren. Idstein: Schulz-Kirchner Verlag, 1988

BOBATH: Die Hemiplegie Erwachsener. Stuttgart: Thieme Verlag, 1973

BRIGHT : Musiktherapie in der Altenhilfe. Stuttgart: Verlag G.Fischer, 1984

EGGERS: Ergotherapie bei Hemiplegie. Berlin: Springer Verlag, 1982

FROSTIG: Bewegungserziehung (Kartei), Hannover: Schroedel Schulbuchverlag, 1982

GLATHE: Rhythmik für Kinder. Wolfenbüttel: Georg Kallmeyer Verlag, 1981

HASSELBLATT: Ergotherapie in der Orthopädie.München: Bardtenschlager Verlag, 1985

JENTSCHURA/JANZ: Beschäftigungstherapie. 2 Bände. Stuttgart: Thieme Verlag, 1979

JERNBERG: Theraplay - eine direktive Spieltherapie. Stuttgart: G.Fischer Verlag

KIPHARD: Mototherapie (2 Bände). Dortmund: verlag modernes lernen, 1983

MATTHES: Ergotherapie in der Geriatrie.Dortmund: verlag modernes lernen, 1983

MELLENTHIN-SEEMANN,STEIER,SCHULZ,BIESTER: Gelenkschutzunterweisung bei Patienten mit chronischer Polyarthritis. Berlin,Heidelberg,New York,London, Paris, Tokyo: Springer Verlag, 1988

MERTENS: Körperwahrnehmung und Körpergeschick. Dortmund: verlag modernes lernen, 1986

N.N.: Heilende Erziehung aus dem Menschenbild der Anthroposophie. Stuttgart: Verlag Freies Geistesleben , 1974

NAVILLE/ MARBACHER: Vom Strich zur Schrift. Dortmund: verlag modernes lernen, 1980

ORFF: Die Orff-Musiktherapie. Fischer TB,1974

PFENNINGER: Ergotherapie bei Erkrankungen und Verletzungen der Hand. Berlin: Springer Verlag, 1984

PRESSEL: Bewegung ist Heilung. Stuttgart: Verlag Freies Geistesleben, 1984

ROGGMANN: Ergotherapie in der Altenpflege. Dortmund: verlag modernes lernen, 1987

WAIS/KÖSTER-WAIS: Zur Therapie der Raumanalysestörung bei rechtshemisphärisch Hirngeschädigten. Dortmund: verlag modernes lernen, 1986

WAIS: Neuropsychologie für Ergotherapeuten.Dortmund: verlag modernes lernen, 1987

Diverses:

ANDERSEN: Orthopädische Behandlungsschienen. Stuttgart, New York: Gustav Fischer Verlag, 1982

Bundesarbeitsgemeinschaft für Rehabilitation (Hsg): Die Rehabilitation Behinderter. Köln: Deutscher Ärzte-Verlag, 1984

Deutscher Gewerkschaftsbund(Hsg): Menschengerechte Arbeitsplatzgestaltung. Köln: Bund-Verlag, 1978

FROMM: Anatomie der menschlichen Destruktivität. Reinbek b. Hamburg: Rowohlt TB, 1974

JOCHHEIM/SCHOLZ: Rehabilitation I-III. Stuttgart: Thieme Verlag,1975

SCHIMMEL : Der Tanz im Wandel der Zeiten und die neue Kunst der Eurythmie. Hann. Münden: Chr.Gauke Verlag 1977

SCHMIDT/THEWS: Physiologie des Menschen. Berlin, Heidelberg, New York: Springer-Verlag, 1980

SIEGRIST: Lehrbuch der medizinischen Soziologie. München, Wien, Baltimore: Verlag Urban & Schwarzenberg 1977

WEISBACH,EBER-GÖTZ,EHRESMANN: Zuhören und verstehen. Reinbek b. Hamburg: Rowohlt Verlag 1979

WERNER : Wortelemente lateinisch-griechischer Fachausdrücke in den biologischen Wissenschaften. Suhrkamp TB,1972

Fachzeitschriften:

Beschäftigungstherapie und Rehabilitation. Idstein: Verlag Schulz-Kirchner

praxis ergotherapie. Dortmund: verlag modernes lernen

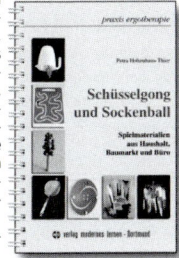
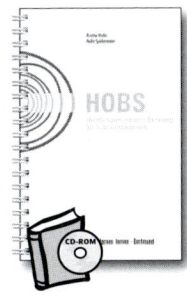
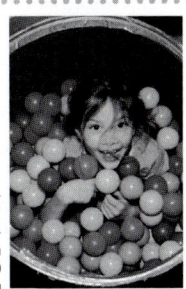
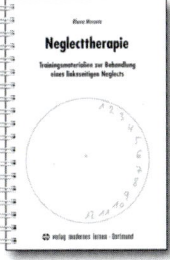

Sue Parkinson / Kirsty Forsyth / Gary Kielhofner
Übersetzung: Caroline Adler / Annett Michel / Greta J. Keutgen

Das „Model of Human Occupation Screening Tool" (MOHOST)

Benutzerhandbuch und Formblatt (für Kinder und Erwachsene)

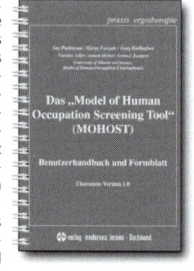

„Das Benutzerhandbuch beschreibt die theoretische Basis, den Inhalt und Zweck sowie die verwendete Terminologie des klientenzentrierten Assessments und zeigt die Verbindung zu anderen MOHO-Befundinstrumenten. Die Durchführung wird detailgenau dargestellt, in drei Fallbeispielen anschaulich umgesetzt und durch Richtlinien für die Benutzung der Bewertungsskalen ergänzt.

Als Evaluationsbogen dient es der Dokumentation von Fortschritten in der Therapie und zeigt die Effektivität ergotherapeutischer Arbeit. Deshalb ist dem MOHOST eine möglichst große Verbreitung – ähnlich der des kanadischen Assessments COPM – zu wünschen." Heiko Müller, Ergotherapie & Rehabilitation
2005, 108 S., Format 21x28cm, Ringbindung
ISBN 978-3-8080-0591-0, Bestell-Nr. 1066, € 19,50

Tanja Crameri / Anina Herter / Leila Saidani

Illustrierte Anleitungen zu Handwerksaufgaben

für die ergotherapeutische Arbeit in der Pädiatrie

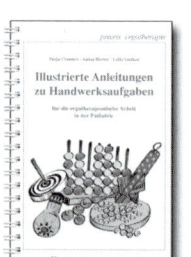

Wenn ein Kind in seinem Handeln immer wieder mit seinen Schwierigkeiten konfrontiert wird, kann dies zu Frustationen führen, oder es vermeidet von vornherein gewisse Aktivitäten, wodurch es wiederum keine Möglichkeit hat, in diesen Bereichen Erfahrungen zu sammeln. Dagegen kann das Kind durch die Unterstützung der Ergotherapeutin die positive Wirkung der handwerklichen Arbeitens erfahren.
2006, 112 S. (teilw. farbig), 34 Bögen farbige Vorlagen für Bildkarten und Register (eine Seite farbig, perforiert, beidseitig glanzfolienkaschiert), Format DIN A4, Ringbindung
ISBN 978-3-8080-0573-6, Bestell-Nr. 1064, € 29,80

Ergotherapie klientenzentriert

Semonti Basu / Ana Kafkes / Rebecca Geist / Gary Kielhofner
Übersetzung: Andrea Hörning / Maike Wolf

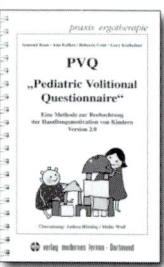

PVQ „Pediatric Volitional Questionnaire"

Eine Methode zur Beobachtung der Handlungsmotivation von Kindern (2-7 Jahre)

„Das Buch kann für alle Praktiker eine wirkliche Hilfe sein, gerade auch, weil es bei Kindern mit und ohne Behinderung anwendbar ist. Ebenso lässt sich damit gut die Effektivität der Intervention überprüfen.

Alles in allem ein gut aufgemachtes kleines Buch, illustriert mit Kinderzeichnungen, mit Kopiervorlagen im Anhang und praktischer Spiralheftung. Es kann die Befunderhebung in der Pädiatrie positiv beeinflussen, da es nicht nur die Beurteilung der Fertigkeiten des Kindes beinhaltet, sondern in der Beobachtung der Handlungsmotivation weit darüber hinausgeht." E.-M. Sammet, Ergotherapie & Rehabilitation
2006, 60 S., Format 16x23cm, Ringbindung
ISBN 978-3-8080-0597-2, Bestell-Nr. 1069, € 15,30

Ines Pätzold / Maike Wolf / Andrea Hörning / Jasmin Hoven

„Weißt du eigentlich was mir wichtig ist?"

COSA – Child Occupational Self Assessment – Ein Selbsteinschätzungs-bogen für Kinder von 8-13 Jahren

Mit Hilfe des COSA erfährt der behandelnde Ergotherapeut, welche Ressourcen und Schwierigkeiten im Alltag des Kindes vorliegen und wie wichtig dem Kind eine Veränderung seiner Handlungsfähigkeit ist. Im Gespräch können Kind und Therapeut gemeinsame Zielvereinbarungen und Therapieinterventionen formulieren.

„COSA bietet eine optimale Möglichkeit, die Therapie auf Wünsche und Bedürfnisse der Kinder einzustellen, aber auch, die Interessen und Wünsche der Eltern in Bezug auf ihr Kind, zu berücksichtigen." Daniela Seifert, ergotherapie.de
2., durchges. Aufl. 2008, 104 S., zweifarbige Kopiervorlagen, Format 21x28cm, Ringbindung
ISBN 978-3-8080-0632-0, Bestell-Nr. 1065, € 19,50

BORGMANN MEDIA

verlag modernes lernen ⓟ borgmann publishing

Schleefstr. 14 • D-44287 Dortmund • Kostenlose Bestell-Hotline: Tel. 0800 77 22 345 • FAX 0800 77 22 344
Ausführliche Informationen und Bestellen im Internet: www.verlag-modernes-lernen.de